I0069631

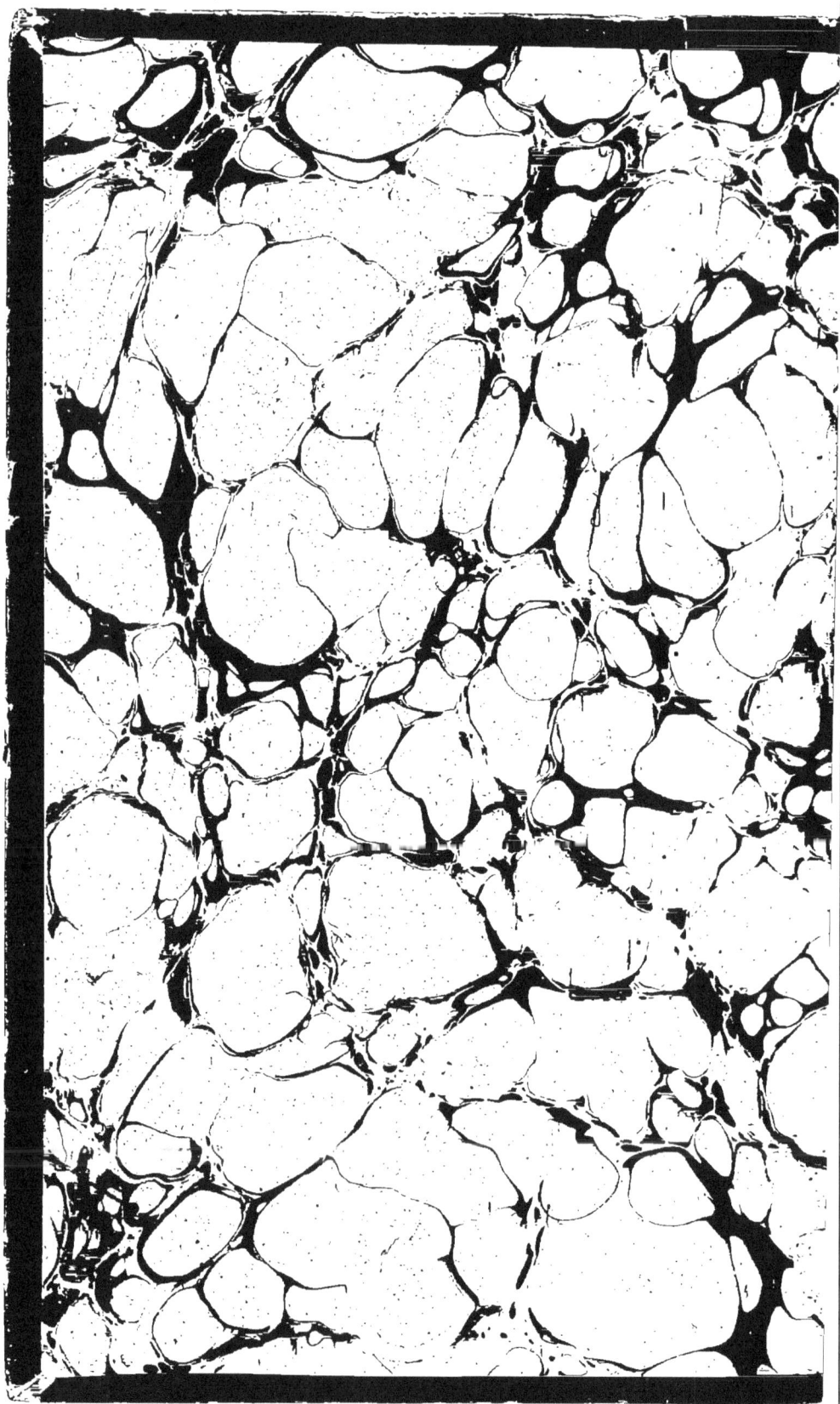

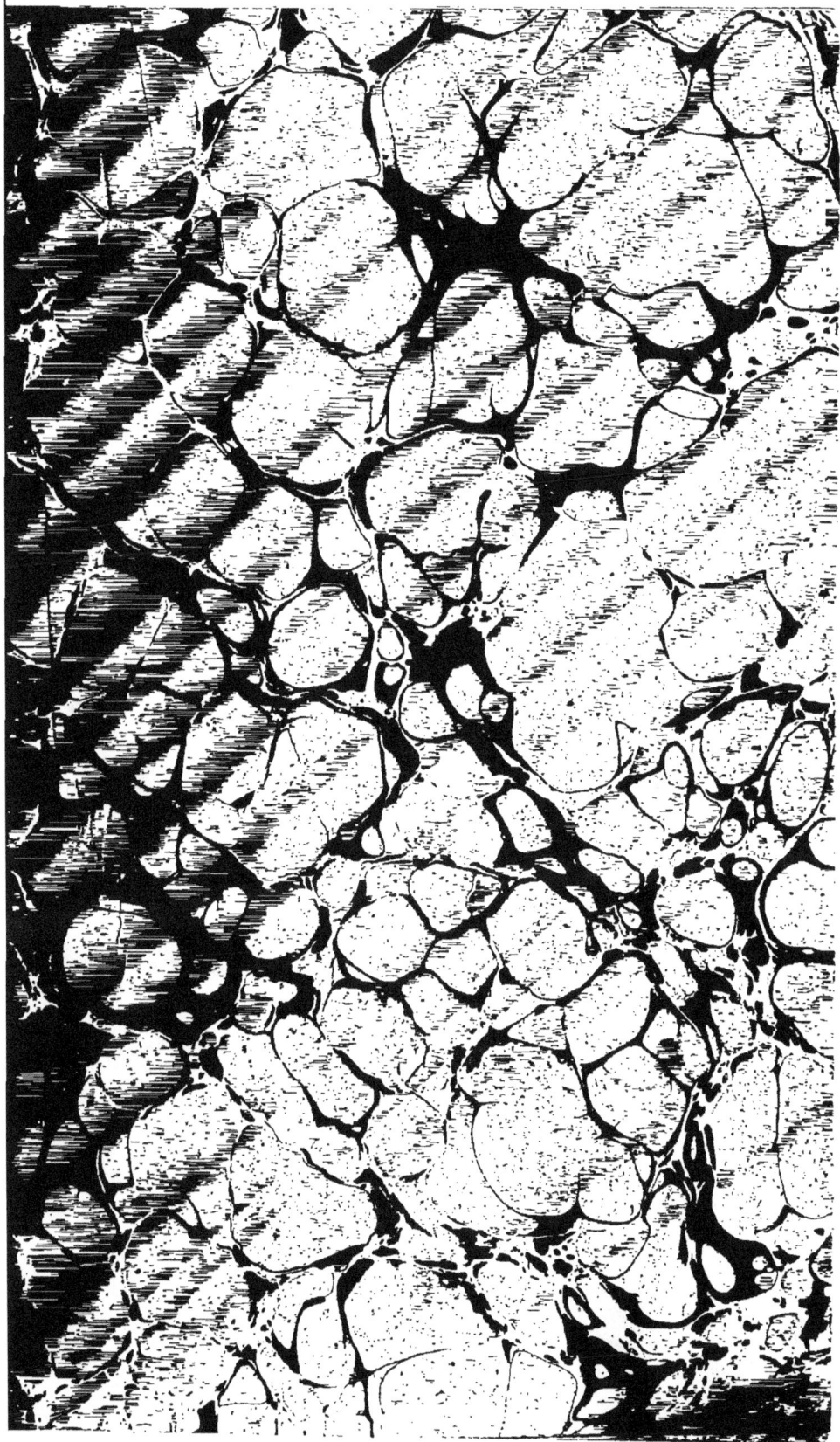

A. M. J. Simon

Sus Commi

Limburg

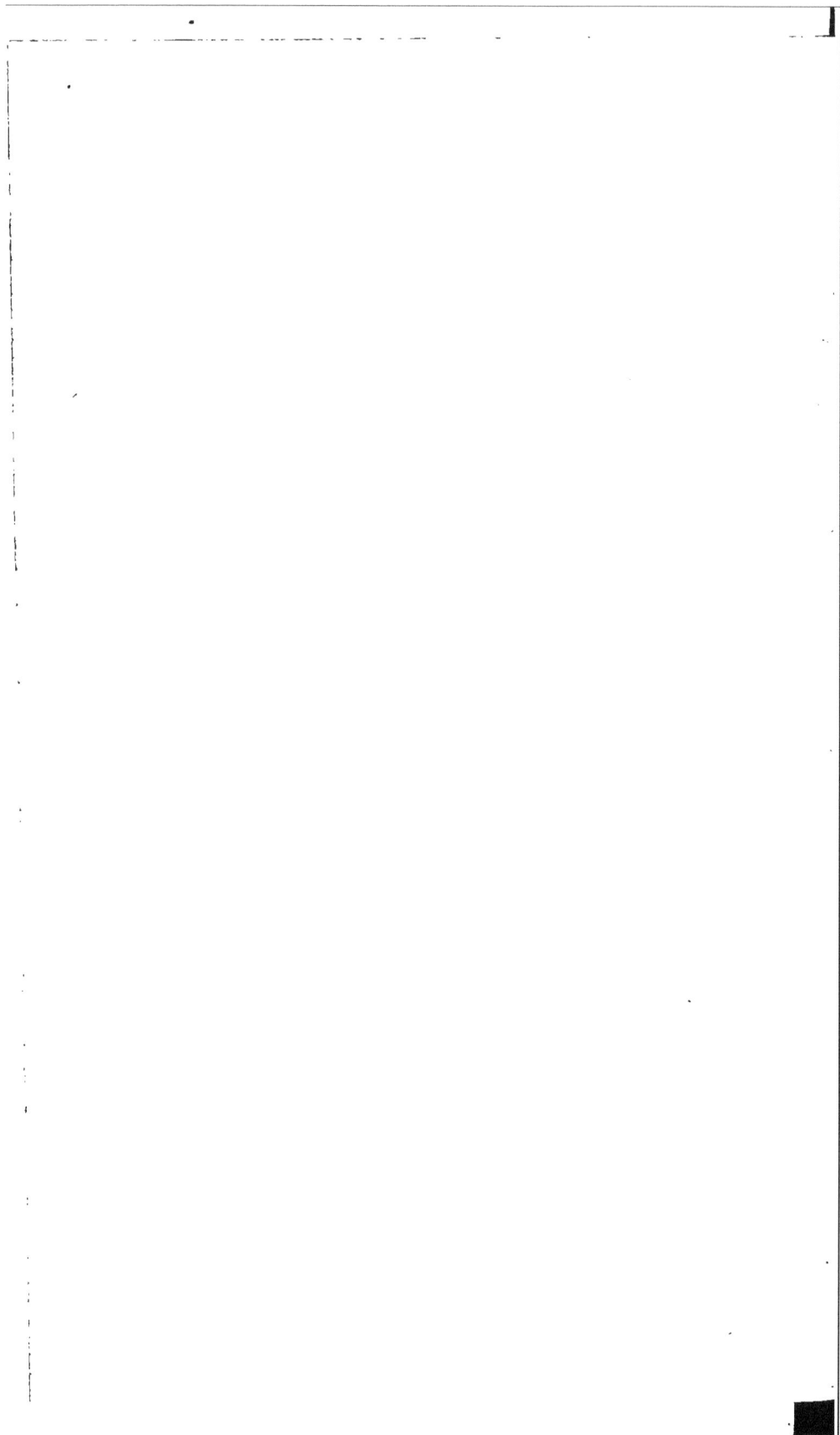

MESMER

LE MAGNÉTISME ANIMAL

LES TABLES TOURNANTES ET LES ESPRITS

OUVRAGES DU MÊME AUTEUR

Philosophie de Voltaire, avec une introduction et des notes, 1 vol. in-12.

Étude générale sur le XVIII⁰ siècle, 1 vol. in-12.

Essais de philosophie et de morale, 2 vol. in-12.

Morale et politique, 1 vol. in-12.

Libre philosophie, 1 vol. in-12.

Études et Discours, 1 vol. in-12.

MESMER

LE MAGNÉTISME ANIMAL

LES TABLES TOURNANTES ET LES ESPRITS

PAR

Ernest BERSOT

MEMBRE DE L'INSTITUT
DIRECTEUR DE L'ÉCOLE NORMALE SUPÉRIEURE

QUATRIÈME ÉDITION

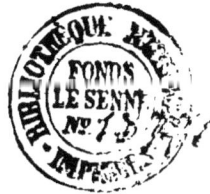

PARIS

LIBRAIRIE HACHETTE ET Cie

79, BOULEVARD SAINT-GERMAIN, 79

1879

BIBLIOTHÈQUE
FONDS
LE SENNE
Nº 15

8º z le Senne 11.674

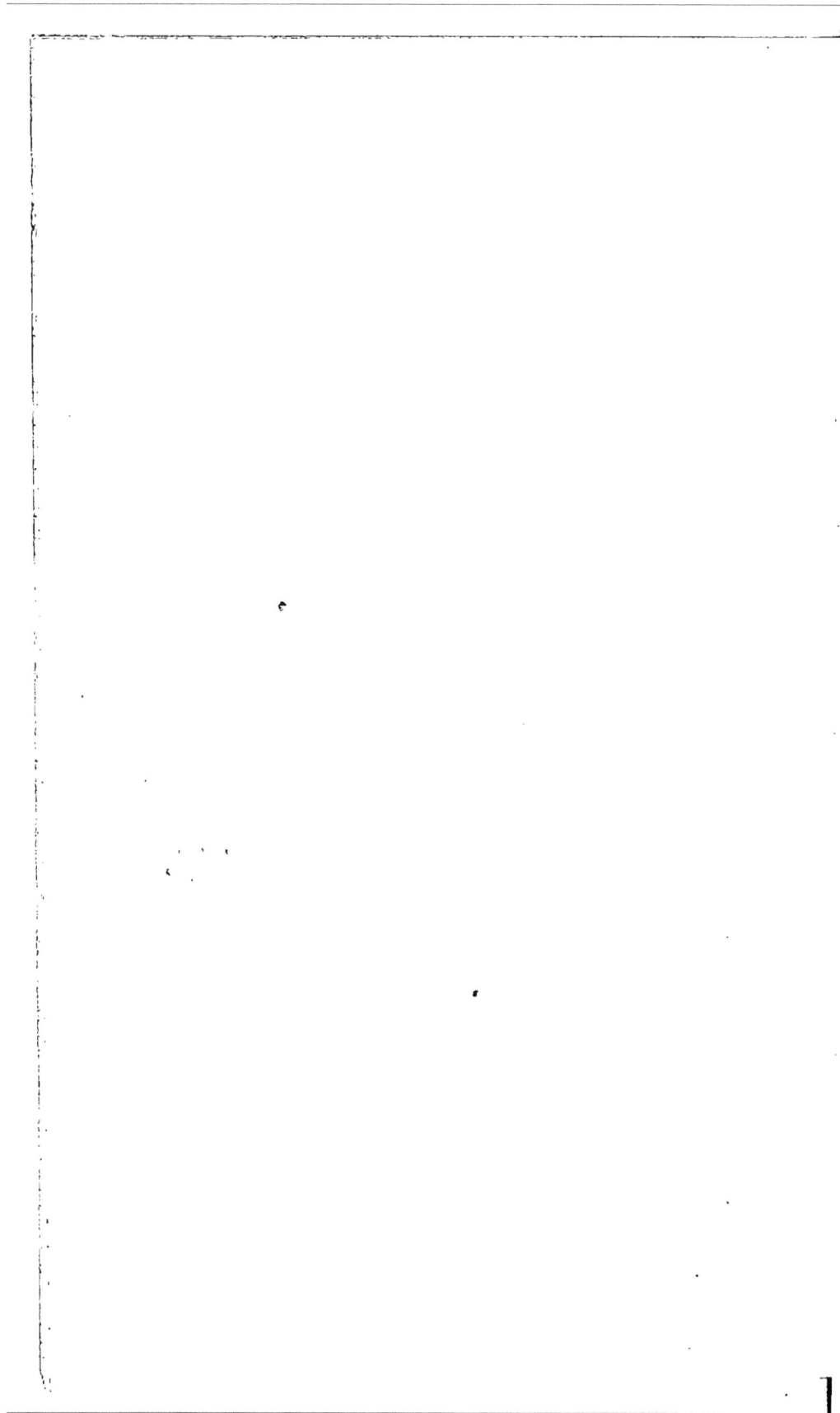

AVERTISSEMENT

DE LA 4ᵉ ÉDITION

La première édition de ce livre date de
1852 : elle n'était guère qu'une biographie de
Mesmer, avec quelques réflexions sur le magnétisme animal. Depuis sont survenus les
tables tournantes et parlantes et les esprits,
qui ont plus ou moins occupé le public pendant vingt-trois ans, de 1853 à 1876 ; il a
bien fallu leur faire place ; ainsi le volume a
grossi et grossira sans doute encore, car le
temps qui vient serait trop triste s'il devait
être privé des merveilles qui nous ont été

prodiguées. Pour le moment, le livre est à jour. C'est, pour une grande partie, le récit d'un témoin qui a tâché de voir clair. Il n'ignore pas qu'il marche sur des terres redoutables ; mais la vérité vaut la peine qu'on ose un peu.

MESMER

LE MAGNÉTISME ANIMAL

LES TABLES TOURNANTES ET LES ESPRITS

PREMIÈRE PARTIE

HISTOIRE DU MAGNÉTISME ANIMAL

I

Mesmer. — Ses commencements en Allemagne. — Thèse sur l'influence des planètes.— Rencontre avec le P. Hell, avec Gassner.

Mesmer naquit en 1734, en Allemagne ; les uns disent à Vienne, d'autres à Weiler, d'autres à Mersebourg. En 1766, il se fit recevoir docteur médecin à la faculté de Vienne. Le sujet de sa thèse était : *De l'influence des planètes sur le corps humain*. De ce que les planètes agissent les unes sur

1

les autres, de ce que le soleil et la lune agissent sur notre atmosphère et sur nos mers, il concluait que ces grands corps agissent aussi sur les corps animés, particulièrement sur le système nerveux, moyennant un fluide très-subtil qui pénètre tout. Et de même que, sous cette influence, il s'opère dans la mer un flux et un reflux, aussi, dans les corps animés, il y a une tension et une rémission, des sortes de marées. Ce fluide subtil, l'agent général de tous ces changements, ressemble beaucoup, par ses propriétés, à l'aimant. En conséquence, il s'appellera *Magnétisme animal*.

Vers 1774, Mesmer fit la rencontre du P. Hell, jésuite, professeur d'astronomie. Ce père, établi à Vienne, guérissait des maladies au moyen de fers aimantés. Il avait notamment guéri une dame d'une maladie de cœur chronique, et s'était guéri lui-même d'un rhumatisme aigu. Frappé des expériences qu'il avait sous les yeux, et trouvant dans ces effets la confirmation de ses théories astronomiques, Mesmer établit chez lui une maison de santé, dans laquelle il s'offrait à traiter gratuitement les malades par les mêmes procédés. Magnétisant et électrisant, il fit construire des lames et des anneaux aimantés, qu'il adressa à ses confrères dans diverses parties de l'Allemagne, et publia dans les journaux de Vienne les cures qu'il opérait. Plusieurs personnages attestèrent qu'ils avaient été guéris de différentes maladies, parmi lesquels le conseiller Osterwald, directeur de l'Académie des sciences de Munich, atteint de paralysie.

Peu à peu il s'émancipa, et prétendit pouvoir se passer des appareils du P. Hell ; il soutint l'existence du magnétisme animal essentiellement distinct de l'aimant ainsi que de l'électricité ; il renonça complétement, en 1776, à l'emploi des deux derniers agents.

Pendant ce temps, il avait tenté des cures, se débattait contre les savants de son pays, et les réfutait dans une lettre explicative adressée à la plupart des Académies et des savants de l'Europe. L'Académie de Berlin seule répondit, et répondit qu'à son avis il était dans l'illusion.

Fatigué de ces luttes, il voyagea en Souabe et en Suisse. Dans ce dernier pays il rencontra encore un homme extraordinaire, qui guérissait d'une façon merveilleuse les maladies du corps ; c'était autre chose que l'aimant. Gassner, ecclésiastique suisse, pour chasser les maux, exorcisait les malades et réussissait. Il ne s'agissait que de savoir si les maux étaient naturels ou diaboliques. Il ordonnait donc à Satan de se déclarer, par trois interpellations et trois signes de croix.

S'il n'y avait nulle réponse, le mal était naturel, et on le traitait par les remèdes ordinaires; s'il survenait des convulsions, c'était signe de la présence du diable, et Gassner, par des paroles sacrées et des attouchements d'objets religieux, le chassait. Quand arrivait une rechute, il accusait les malades d'avoir péché ou manqué de foi dans l'intervalle. Selon ces idées, il avait, en 1774, écrit un livre : *Manière de vivre pieux et bien portant.* Renvoyé par l'évêque de Mersebourg, appelé par l'évêque de Ratisbonne, il fit des prodiges. Le fameux Lavater avait en lui la foi la plus entière et propagea plus tard le magnétisme dans l'Allemagne. Mesmer vit opérer Gassner, reconnut les guérisons, et les attribua au magnétisme animal.

Retourné à Vienne, Mesmer traita une fille de dix-huit ans, aveugle depuis l'âge de quatre ans, et prétendit lui avoir rendu la vue. Comment se fit-il qu'après avoir publié par écrit sa reconnaissance, le père se présenta chez lui l'épée à la main, pour lui reprendre sa fille, qui résistait? Comment se fit-il que cette malheureuse fut jetée la tête contre la muraille « par sa barbare mère ? » Cela n'est pas très-clair. Toujours est-il que l'Impératrice envoya l'ordre à Mesmer « de finir cette supercherie ».

II

Mesmer à Paris.— Mémoire sur la découverte du magnétisme.—
Le baquet de Mesmer. — La Harpe au baquet ; Mesmer chez
d'Holbach. — Le temps favorable au magnétisme.

Mesmer part et se rend à Paris (février 1778),
où il publie son *Mémoire sur la découverte du
magnétisme* (1779), livre moitié astronomique,
moitié médical, où il annonçait la découverte de la
panacée universelle. Pourvu qu'il connaisse et
qu'il sache diriger le fluide magnétique, le médecin jugera sûrement l'origine, la nature et les
progrès des maladies, même les plus compliquées,
en empêchera l'accroissement et parviendra à leur
guérison sans aucun danger. Il guérira directement les maladies de nerfs, indirectement toutes
les autres. « *L'art de guérir parviendra ainsi*

à sa dernière perfection. La nature offre un moyen universel de guérir et de préserver les hommes. »

Il trouve un disciple tout prêt dans Deslon, docteur régent de la Faculté et premier médecin du comte d'Artois. Il l'initie à sa doctrine; voyons-les à l'œuvre.

Au milieu d'une grande salle est une caisse circulaire, en bois de chêne, élevée d'un pied ou d'un pied et demi, qu'on nomme *le baquet*. Ce baquet renferme simplement de l'eau, et dans cette eau divers objets, tels que verre pilé, limaille, etc., ou encore ces mêmes objets à sec, sans que rien soit électrisé ou aimanté. Le couvercle est percé d'un certain nombre de trous, d'où sortent des branches de fer coudées et mobiles. Dans un coin de la salle est un piano-forte ; on y joue différents airs sur des mouvements variés, surtout vers la fin des séances. On y joint quelquefois du chant. Les portes et les fenêtres de la salle sont exactement fermées ; des rideaux ne laissent pénétrer qu'une lumière douce et faible. Les malades en silence forment plusieurs rangs autour de ce baquet, et chacun a sa branche de fer, qui, au moyen d'un coude, peut être appliquée sur la partie malade. Une corde passée autour de leur corps les unit les uns aux autres. Quelquefois on forme une seconde

chaîne en se communiquant par les mains, c'est-
à-dire en appliquant le pouce entre le pouce et le
doigt index de son voisin ; alors on presse le pouce
qu'on tient ainsi ; l'impression reçue à la gauche
se rend par la droite, et elle circule à la ronde.
Tous ceux qui magnétisent ont à la main une baguette de fer longue de dix à douze pouces. A ceux
qui demandent quelque chose à boire, on donne de
l'eau où est dissoute de la crème de tartre.

Les malades sont magnétisés à la fois par les
branches de fer, par la corde, par l'union des pouces, par le son du piano ou de la voix qui chante.
En outre, le magnétiseur, fixant les yeux sur eux,
promène devant leur corps ou sur leur corps sa
baguette ou sa main, descend des épaules aux extrémités des bras, touche le lieu malade, les hypocondres et les régions du bas-ventre, quelquefois
pendant plusieurs heures. « Alors, rapporte Bailly.
les malades offrent un tableau très-varié. Quelques-uns sont calmes et n'éprouvent rien ; d'autres toussent, crachent, sentent quelque légère
douleur, une chaleur locale ou une chaleur universelle, et ont des sueurs ; d'autres sont agités et
tourmentés par des convulsions. Ces convulsions
sont extraordinaires par leur nombre, par leur du-
rée, par leur force. On en a vu durer plus de trois
heures. Elles sont caractérisées par les mouvements

précipités, involontaires, de tous les membres et du corps entier, par le resserrement de la gorge, par des soubresauts des hypocondres et de l'épigastre, par le trouble et l'égarement des yeux, par des cris perçants, des pleurs, des hoquets et des rires immodérés. Elles sont précédées ou suivies d'un état de langueur ou de rêverie, d'une sorte d'abattement et même d'assoupissement. Le moindre bruit imprévu cause des tressaillements; et l'on a remarqué que le changement de ton et de mesure dans les airs joués sur le piano-forte influait sur les malades, en sorte qu'un mouvement plus vif les agitait davantage et renouvelait la vivacité de leurs convulsions. On voit des malades se cherchant exclusivement et, en se précipitant l'un vers l'autre, se sourire, se parler avec affection et adoucir mutuellement leurs crises. Tous sont soumis à celui qui magnétise; ils ont beau être dans un assoupissement apparent, sa voix, son regard, un signe les en retire. On ne peut s'empêcher de reconnaître, à ces effets constants, une grande puissance qui agite les malades, les maîtrise, et dont celui qui magnétise semble être le dépositaire. Cet état convulsif est appelé *crise*. On a observé que, dans le nombre des malades en crise, il y avait toujours beaucoup de femmes et peu d'hommes; que ces crises étaient une ou deux heures à s'établir, et que dès qu'il y en avait une d'établie, toutes les autres commençaient successivement et en peu de temps. » Le maître de cette foule était ici Mesmer, vêtu d'un habit de soie lilas ou de toute autre couleur agréable, promenant sa baguette avec une autorité souveraine ; là, Deslon, avec ses aides, qu'il choisissait jeunes et beaux. Les salles où ces scènes se passaient avaient reçu, dans le monde, le nom d'*enfer à convulsions*.

On magnétisait, outre l'homme, des objets inanimés, surtout les arbres, puis on attachait au tronc, aux branches, des cordes que les malades appliquaient à leurs maux. Quand c'était de l'eau qu'on magnétisait, elle prenait, pour le malade en crise, une température et un goût tout particuliers.

Il y eut de petits échecs : on ne réussissait pas à tous les coups, et, si le témoin de cet insuccès était quelque homme de lettres, un de ceux qui contribuent à faire l'opinion, le magnétisme en souffrait. La Harpe alla chez Deslon huit jours de suite, sans rien éprouver entre les mains du magnétiseur. Il demanda de la limonade et la trouva un peu aigrelette : c'était une médecine. « Je vis fort bien que, pour me faire quelque chose, on n'avait trouvé rien de mieux que de me purger. » Enfin, il emporta et il communiqua partout l'im-

pression qu'il consigne dans ses *Lettres*. « Je n'y
ai rien vu, en mon âme et conscience, qui ne m'ait
paru ridicule et dégoûtant, hors l'harmonica dont
on joue de temps en temps dans la salle du baquet. »

Le maître avait déjà échoué chez d'Holbach.
Il avait une lettre de recommandation pour le
baron. Peu après son arrivée à Paris, il la présenta et fut invité à dîner avec tous les philosophes de la société. « Soit que lui-même, soit que
ses auditeurs fussent mal préparés aux merveilleux effets du magnétisme, il ne fit ce jour-là,
dit Grimm, aucune impression sur personne ; et,
depuis ce fâcheux contre-temps, il n'a plus re-
paru chez M. d'Holbach. » Ne voilà-t-il pas que,
pour humilier Mesmer, au même moment, le docteur Thouvenel, un savant chimiste, avait composé une préparation de poudre d'aimant fortement électrisée, dont il suffisait de se frotter les
mains ou de porter des sachets dans sa poche pour
produire à peu près les mêmes effets que produisait Mesmer ! Il parvint à en faire éprouver chez
d'Holbach à plusieurs personnes, sur qui le doigt
de Mesmer n'avait fait aucune impression.

Néanmoins, Mesmer arriva et séjourna à Paris
dans un temps favorable. Voltaire mourait. Il
avait pendant cinquante ans surveillé la raison en

tuteur assez sévère, qui ne lui passait pas la plus
petite fantaisie; lui mort, elle s'échappait. Puis,
on était dans un moment de confiance superbe en
la puissance de l'esprit humain : on avait découvert l'inoculation, Franklin avait trouvé le para-
tonnerre, les frères Montgolfier inventaient les
aérostats. Si on avait pu cela, que ne pouvait-on
pas? Condorcet, peu d'années après, devait bien
promettre qu'on ne mourrait plus ! Quand. des
philosophes se permettaient ces présages, la foule
avait le droit d'espérer et de croire un peu plus
qu'il n'est permis. Aussi le merveilleux paraît
alors tout naturel. Les journaux annoncent qu'un
homme a trouvé le moyen de marcher sur l'eau
sans enfoncer; on n'attend qu'une souscription
assez considérable, pour l'inviter à faire une expérience sur la Seine. Immédiatement la souscription
se remplit, toute la cour y contribue. Une seule
personne se permet de douter : c'est le roi. Bien
entendu que l'homme en question ne se présenta
pas, et n'existait que dans les journaux. On rit,
on tourna honnêtement la souscription en œuvre
de charité, et on ne se corrigea point. C'est en
effet la logique de tous les temps : on voyage en
ballon dans l'air, donc on peut marcher sur l'eau ;
on communique en un instant à de grandes distances par des fils électriques, donc on peut s'en-

tendre sur l'heure, d'un bout à l'autre du monde,
au moyen de boussoles magnétiques ou d'escargots
sympathiques. La démarcation entre le possible
et l'impossible est toujours flottante, et particulièrement à de certaines époques de succès.

Déjà, sous Mme de Pompadour, un personnage
célèbre, le comte de Saint-Germain, représentait
le mystère. Il prétendait vivre depuis des siècles,
il parlait de Charles-Quint, de François Ier, de
Jésus-Christ, comme de ses contemporains, ayant,
dans cet intervalle, recueilli d'amirables secrets ;
et, après lui, Cagliostro continuait sa tradition. En parlant de lui, Grimm raconte : « A la
sollicitation du cardinal de Rohan, Cagliostro
vint de Strasbourg à Paris voir le prince de Sou-
bise dangereusement malade ; il n'arriva que
lors de sa convalescence. Quelques personnes de
la société de M. le cardinal, qui ont été à portée
de le consulter, se sont fort bien trouvées de ses
ordonnances, et n'ont jamais pu parvenir à lui
faire accepter la moindre marque de leur reconnaissance. On a soupçonné longtemps le comte
de Cagliostro d'être un valet de chambre de ce
fameux M. de Saint-Germain, qui fit tant parler
de lui sous le règne de Mme de Pompadour ; on
croit aujourd'hui qu'il est le fils d'un directeur
des mines de Lima ; ce qu'il y a de certain, c'est

qu'il a l'accent espagnol (quatre ans pius tard, on lui trouvait l'accent napolitain), et qu'il paraît fort riche. Un jour qu'on le pressait chez Mme la comtesse de Brienne de s'expliquer sur l'origine d'une existence si surprenante et si mystérieuse, il répondit en riant : « Tout ce que je puis dire, » c'est que je suis né au milieu de la mer Rouge, » et que j'ai été élevé sous les ruines d'une » pyramide d'Egypte ; c'est là que, abandonné de » mes parents, j'ai trouvé un bon vieillard qui a » pris soin de moi ; je tiens de lui tout ce que je » sais. »

Mesmer trouva aussi un allié naturel dans le mysticisme qui couvait sourdement. Il y avait en France des disciples secrets de Swedenborg et de Saint-Martin, auxquels le magnétisme devait convenir, car il y a chez le mystique et chez le magnétiseur une prétention commune, la prétention d'établir des rapports directs d'âme à âme sans l'intermédiaire du corps . Swedenborg a voyagé vingt-quatre ans dans le monde des esprits, et a raconté ce qu'il y a vu ; le magnétisme fut d'abord très-modeste, mais depuis il s'est émancipé.

III

Premières relations avec les corps savants : avec l'Académie des sciences, la Société royale de médecine, la Faculté de médecine. — Mesmer menace de quitter la France. — Offres que lui fait le gouvernement, refusées. — Il se rend à Spa.

Les relations de Mesmer et de Deslon avec les corps savants furent fâcheuses. Ils eurent affaire successivement avec l'Académie des sciences, la Société royale de médecine, la Faculté de médecine, et n'eurent pas à s'en louer.

Dès son arrivée à Paris, Mesmer fit des démarches auprès de M. Le Roi, alors président de l'Académie des sciences. Celui-ci avait vu chez Mesmer des expériences, et voulut bien se charger de faire un rapport à sa compagnie sur les opinions de ce médecin. Il s'apprêtait à le lire quand Mesmer, jugeant l'auditoire inattentif ce jour-là et les esprits très-mal disposés, insista pour qu'il remit la chose à un autre jour, qui ne vint pas. Retiré à Creteil avec quelques malades, il écrivit à l'Académie qu'il était prêt à faire des expériences sur ces malades devant les députés qu'elle nommerait. L'Académie ne jugea pas les conditions d'une bonne information suffisantes et refusa.

Il s'adressa alors à la Société royale de médecine, qui devait être plus tard l'Académie de médecine. Il fut convenu que plusieurs membres de cette Société examineraient les procédés de Mesmer, mais que d'abord ils constateraient l'état des malades. On ne s'entendit pas sur une première malade, présentée par Mesmer comme épileptique, sans que les médecins en fussent assez convaincus. En conséquence, il ne leur envoya plus personne à examiner. Tout à coup il est averti qu'une commission arrive à Creteil ; il proteste et refuse, et va se plaindre aux commissaires de leur procédé. Ceux-ci prétendent qu'ils ont voulu accéder à une demande de Mesmer, qui désavoue toutes démarches. On se sépare avec aigreur. A une lettre de la Société, qui lui rappelle la condition convenue, de l'examen préalable des malades, Mesmer répond par une simple invitation de prendre jour pour se rendre à Creteil, substituant à l'examen préalable par les commissaires eux-mêmes les attestations de médecins. La Société refusa décidément. Il lui parut sans doute que, pour être certain que des malades eussent été guéris, il fallait être certain que les gens présentés comme guéris eussent été vraiment malades.

Enfin, le magnétisme eut affaire à la Faculté de médecine. Deslon, professeur de cette Faculté, nouveau converti, et qui venait de publier ses *Observations sur le magnétisme animal*, demanda à ses collègues une assemblée générale, pour y rendre compte des observations qu'il avait faites et des propositions de Mesmer. On la lui accorda, suivant les statuts. Pendant ce temps l'irritation contre le transfuge croissait, et un jeune professeur, M. de Vauzèmes, s'étant proposé pour accuser Deslon d'avoir manqué à l'honneur et aux règlements de la Faculté, et demander sa radiation de la liste des docteurs-régents, on fixa, pour ses interpellations, le même jour qu'on avait fixé à Deslon (septembre 1780). La séance débuta par le discours de M. de Vauzèmes, discours violent. Deslon répliqua avec mesure et communiqua les propositions de Mesmer. Vingt-quatre malades devaient être choisis par la Faculté et par l'auteur. Douze seraient traités par la Faculté, douze par l'auteur, et les malades seraient tirés au sort. Leur état serait constaté par la Faculté, par l'auteur et par des commissaires du gouvernement. Les juges des résultats seraient les commissaires du gouvernement; mais, afin d'éviter tout soupçon de partialité, ils ne pourraient être pris dans aucun corps de médecine. La Faculté rejeta les propositions de Mesmer, suspendit Deslon pour un an de voix délibérative dans les assemblées de la Faculté, avec radiation du tableau des médecins de la Faculté, au bout de l'année, s'il ne se corrigeait pas.

Ainsi repoussé, Mesmer s'adressa au gouvernement, et, après les premières négociations, il annonça l'intention de quitter la France. L'émotion fut grande parmi les malades, qui se remuèrent, et, la reine ayant fait attention à lui, il fut mandé chez un ministre, M. de Breteuil, où une première convention fut signée. Si Mesmer faisait ses preuves, le gouvernement devait : 1° reconnaître qu'il avait fait une découverte utile ; 2° lui donner en toute propriété un château et une terre, où il traiterait ses malades ; 3° une pension viagère de vingt mille livres. Des commissaires nommés par le gouvernement, deux seulement pourraient être pris dans la Société de médecine. Quelques jours après, le même ministre déclarait à Mesmer qu'on était suffisamment édifié sur son traitement : on le dispensait de l'examen des cinq commissaires, et

2

on demandait seulement qu'il admit au nombre de ses auditeurs trois savants nommés par le gouvernement, qui rendraient compte de ce qu'ils auraient entendu. Leur rapport défavorable n'entraînerait la révocation d'aucun des avantages accordés ; favorable, il lui procurerait de superbes avantages nouveaux. Le fait est étrange, mais Mesmer refusa tout et partit pour Spa.

IV

Cependant Deslon, encore sous le coup de la radiation, paya d'audace, se présenta devant la Faculté, proposant d'opérer sous ses yeux, et consentant à être jugé par elle. Mesmer s'en émut, craignant de voir son secret divulgué ou compromis, et des disciples qu'il avait, l'avocat Bergasse, le banquier Kornmann, ouvrirent une souscription, qui devait être de cent personnes au moins, à cent louis par personne, moyennant quoi le maître les instruirait de sa découverte. Cette souscription monta bientôt à trois cent quarante mille livres. Mesmer, rappelé par cette offre et inquiet du côté de Deslon, revint. Les auditeurs s'engagèrent au secret, et se formèrent en une *Société de l'Harmonie*, qui eut des affiliations dans plusieurs villes, à Strasbourg, à Lyon, à Bordeaux.

Ce fut le temps des succès et de la lutte. Lutte de Mesmer avec ses élèves, qui prétendaient avoir acheté le droit de répandre la découverte du magnétisme animal, et la répandirent en effet dans des cours publics, Mesmer prétendant l'exploiter seul et la porter dans diverses villes, moyennant des souscriptions de cinquante louis par personne. Lutte de Mesmer et de Deslon, qui se partagèrent les partisans du magnétisme. Lutte de la Faculté contre ceux de ses membres qui seraient tentés de défendre la doctrine nouvelle, avec l'invention d'un formulaire à signer, sous peine d'exclusion. (D'Onglée et Varnier refusèrent et furent exclus.) Lutte des disciples contre l'opinion dans divers manifestes, et de l'opinion contre eux dans des vaudevilles, des pièces de vers et des livres sérieux ou satiriques.

Notre temps ne sait plus qu'il s'éleva alors un vrai schisme. Il y eut des mesmériennes et des deslomniennes, implacables ennemies. Dès que les

maîtres furent brouillés, les disciples se brouillè-
rent. Mesmer avait pour lui son autorité de chef
d'école, son âge et ses nombreux prodiges en diverses contrées; Deslon avait pour lui les grâces
de la jeunesse et de l'esprit. La réputation de Mesmer était faite, grande séduction ! celle de Deslon
était à faire, grande tentation ! Enfin, pour des
âmes passionnées, ce n'est pas assez d'une religion,
il faut une secte; il ne suffit pas d'aimer quelque
chose, il faut haïr quelqu'un. Mesmériennes et
desloniennes se haïrent donc de tout leur cœur ;
il ne plut pas de sang, mais des malices, qui firent
tort un peu à tout le monde. Mesmer et Deslon,
voulant arrêter cette guerre fâcheuse, se réconci-
lièrent, il y eut une trêve entre les partis, mais
les hostilités reprirent bientôt, amenèrent des
scènes très-vives, et finirent en scandale, ce qui
força Mesmer et Deslon à se séparer de nouveau.
Notez que les partis étaient nombreux et considérables : grâce à la vogue et à la faveur de la reine,
le magnétisme ne tenait pas moins que la moitié
de la Cour.

Il parut pour et contre le magnétisme nombre
de brochures et de livres, dont on peut voir le
détail dans Deleuze (*Histoire critique du Magnétisme animal*). Le P. Hervier, docteur en Sor-
bonne, se distinguait même parmi les enthou-

siastes : il chantait le retour de l'âge d'or, le
triomphe du mesmérisme sur la maladie et la mort.
Entre les adversaires était Berthollet, qui, après
avoir suivi le cours de Mesmer pendant un mois,
se retira en disant qu'il n'avait rien vu ni entendu
de nouveau ou de solide, rien de plus que ce que
produit chez tous les animaux le penchant à l'imitation ; et Thouret, le futur directeur de l'Ecole
de médecine lors de sa réorganisation, pour ôter
au magnétisme son prestige , voulut lui ôter
sa nouveauté. D'abord, sur cet esprit vital universel, il n'y a qu'à choisir les textes dans les
savants qui précèdent. Mais, sur la ressemblance
de cet esprit avec l'aimant, il y a des rapproche-
ments curieux. Paracelse regardait l'homme comme
un aimant avec deux pôles, le pôle arctique étant
à la bouche. Il ajoutait même : « Si, au-dessus
d'une barque dans l'eau, on suspendait exactement, par quelque art, un homme en équilibre, sa
face se tournerait toujours naturellement vers le
nord. » Quant à la marche de l'agent magnétique
et à ses vertus, Pierre Borel a écrit avant Mesmer :
« Les émanations s'étendent à des distances très-
grandes en tous sens, par la réflexion des rayons
de la lumière et l'action du vent. » Et Libavius
pense qu'on peut le réfléchir comme la lumière par
un miroir, et le diriger ainsi sur un individu. On

rapporte, ajoute-t-il, que c'est ainsi que le basilic se tue lui-même, et que les femmes, imprégnées de poison, en se regardant trop souvent dans une glace, le réfléchissent sur leurs yeux et leur visage. Un des auditeurs de Deslon, Doppet, disait ingé-nieusement, justement, de l'aveu de Deleuze : « Ceux qui savent le secret en doutent plus que ceux qui l'ignorent » Il fallait de plus rudes coups pour accabler le magnétisme ; ils ne lui furent pas épargnés.

V

Deslon ayant demandé une enquête à la Faculté
de médecine, le gouvernement se résolut à terminer cette affaire : il demanda à la Société royale
de médecine de lui faire un rapport sur le magnétisme. Parmi les membres qu'il nomma dans cette
Société était Laurent de Jussieu. Il choisit également plusieurs médecins dans la Faculté, et, sur
leur demande, leur adjoignit cinq membres de
l'Académie des sciences, entre autres trois hommes
illustres : Franklin, Lavoisier, Bailly. Ce dernier

fut rapporteur. Le rapport collectif de la Faculté
et de l'Académie des sciences fut contraire, et
terrible par l'autorité de ceux qui l'avaient signé.

Il s'agissait d'abord de savoir ce qu'on avait à
constater, et par quel moyen on pourrait le constater. Deslon annonçait le fluide décrit par Mesmer. Ce fluide échappant à tous les sens, on ne
peut, malgré quelques illusions contraires, le
reconnaître que par son action sur les corps animés. On peut observer ou cette action longtemps
continuée et sa vertu curative, ou ses effets momentanés et les changements subits qu'elle produit
dans les corps. Deslon aurait bien voulu qu'on
suivit la première méthode, qu'on donnât au
fluide du temps pour agir et guérir ; mais les commissaires n'y consentirent pas : cette voie leur
parut douteuse. Comment, en effet, constater certainement qu'une guérison survenue après le traitement magnétique est opérée par ce traitement ;
que ce n'est pas la nature qui en a fait les frais,
lorsque les médecins la voient si souvent agir par
elle-même, sans leurs remèdes, et que même,
après avoir appliqué des remèdes éprouvés, ils n'o-
sent jamais leur attribuer à coup sûr la guérison
obtenue ? D'ailleurs Mesmer avait rejeté ce moyen
quand il lui fut proposé par un des membres de
de l'Académie des sciences : « C'est, dit-il, une

erreur de croire que cette espèce de preuve soit sans réplique ; rien ne prouve démonstrativement que le médecin ou la médecine guérissent les malades. » Il fallait donc s'en tenir aux effets momentanés.

Les commissaires se soumettent au traitement huit jours de suite et n'éprouvent rien. Observant les expériences tentées sur d'autres, ils notent l'extrême différence du traitement privé et du traitement public : d'un côté le calme, de l'autre l'agitation désordonnée. Sur quatorze malades, cinq paraissent éprouver des effets, neuf n'en éprouvent aucun. Et avant d'attribuer les effets ressentis au magnétisme, il faudra bien se représenter la position d'une personne ignorante, attaquée d'une maladie et désireuse de guérir, amenée avec appareil devant une grande assemblée, composée en partie de médecins, où on lui administre un traitement tout à fait nouveau pour elle, et dont elle attend de l'extraordinaire. Qu'on ajoute qu'elle croit nous satisfaire davantage en disant qu'elle éprouve des effets.

Les commissaires se transportent chez un autre docteur, M. Jumelin, qui professe le magnétisme sans distinction de pôles, et suit par conséquent d'autres procédés. Dix personnes sont magnétisées sans rien sentir. Une femme paraît être un sujet

plus sensible : on lui bande les yeux, on la magnétise et elle est toute déroutée. On lui découvre les
yeux et on porte les mains sur les hypocondres,
elle se trouve mal. Les yeux de nouveau bandés,
on lui persuade qu'elle est magnétisée, elle éprouve
les mêmes effets. On la magnétise sans l'avertir,
elle n'éprouve rien. Plusieurs, comme elle, éprouvent quelque chose quand on n'agit pas, et n'éprouvent rien quand on agit. Même une femme, qui,
les yeux bandés, n'éprouve rien, magnétisée à la
vue libre, en trois quarts de minute devient
muette. La variété des procédés est donc indifférente, et l'imagination fait beaucoup, surtout si
l'on remarque qu'en faisant les questions, le magnétiseur précise les effets qui doivent être éprouvés, et dicte la réponse.

Bien plus, le docteur Sigault, incrédule au magnétisme, laissant croire à plusieurs personnes
qu'il a le secret de Mesmer, fait des merveilles
comme son maître prétendu. Rien qu'en le voyant
avancer sa main, une dame est prête à tomber en
convulsions.

Retournons chez Deslon. Lorsqu'un arbre a été
magnétisé, il doit arriver, selon la doctrine, que
toute personne qui en approche éprouve des effets.
On fait l'expérience à Passy, en présence de
Franklin. Deslon magnétise un arbre dans un

verger. On amène un jeune garçon de douze ans, les yeux bandés, sujet reconnu pour être très-sensible. Au premier, au second, au troisième arbre, à une distance de trente et quelques pieds de l'arbre magnétisé, il éprouve un étourdissement qui va croissant ; au quatrième, à vingt-huit pieds environ de l'arbre magnétisé, il tombe en crise, perd connaissance, ses membres se roidissent, et Deslon s'occupe de le faire revenir. Le docteur déconcerté prétend alors que tous les arbres sont magnétisés par eux-mêmes ; d'où les commissaires concluent qu'une promenade dans un verger serait pour beaucoup de gens un exercice très-redoutable. Même effet que chez M. Jumelin : des femmes à qui on persuade que Deslon les magnétise, après leur avoir bandé les yeux, ou les avoir séparées du magnétiseur par une porte, et qui ressentent des effets terribles, ou qui demeurent parfaitement calmes pendant qu'on les magnétise à leur insu. Une autre fait mieux : mandée chez Lavoisier, où elle devait trouver Deslon, elle tombe en crise dès l'antichambre. On lui présente plusieurs tasses non magnétisées : à la quatrième, elle tombe en crise de nouveau ; en revanche, elle boit paisiblement dans une tasse magnétisée par Deslon même, ou ne s'aperçoit pas qu'on la tient derrière sa tête. Une autre, nouvellement arrivée chez Deslon, ayant rencontré, en sortant de sa crise, les regards d'un de ses disciples qui la magnétisait, fixa les yeux sur lui pendant trois quarts d'heure. Elle fut longtemps poursuivie par son regard, et, pendant trois jours, dans la veille ou dans le sommeil, elle le vit devant elle obstinément.

De toutes ces observations, les commissaires concluent d'abord à faire une large part à l'*imagination*. « L'histoire de la médecine, disent-ils, renferme une infinité d'exemples du pouvoir de l'imagination et des facultés de l'âme. La crainte du feu, un désir violent, une espérance ferme et soutenue, un accès de colère, rendent l'usage des jambes à un paralytique ; une joie vive et inopinée dissipe une fièvre quarte de deux mois ; une forte attention arrête le hoquet; des muets par accident recouvrent la parole à la suite d'une vive émotion de l'âme. Quand elle est une fois montée, ses effets sont prodigieux, et il suffit ensuite de la monter au même ton, pour que les mêmes effets se répètent.

Une deuxième cause des phénomènes prétendus magnétiques est, selon les commissaires, l'*attouchement*. En pressant le creux de l'estomac, on agit sur un intestin irritable, le côlon, qui irrite à son tour le diaphragme, d'où les soupirs, le rire, les

pleurs, les hoquets, etc. En pressant la région inférieure, on rencontre cet autre centre nerveux
qui correspond à tout le reste du corps, et, une
fois en mouvement, y excite des mouvements par
sympathie. C'est une vieille expérience, que les
affections de l'âme répondent là : ce qui fait dire
communément qu'on a un poids sur l'estomac et
qu'on se sent suffoqué. Le magnétiseur, en touchant ces parties si sensibles du corps, met donc
en jeu par des moyens connus une puissance très-
connue.

Ajoutez à ces deux causes une dernière : l'*imitation*, et vous aurez, selon les commissaires, le secret du magnétisme. Partout l'exemple agit sur le
moral, l'imitation machinale met en jeu le physique. Dans les théâtres, quand le public est nombreux, les impressions se communiquent et se
renforcent. Dans les batailles, le courage et les
terreurs paniques se répandent pareillement. Autour du baquet de Mesmer et de Deslon, quand un
malade entre en convulsions, les autres suivent.

Imagination, attouchement, imitation, par-
dessus tout imagination, voilà à quoi se réduit,
dans le rapport de Bailly, le fluide magnétique.
Ainsi on observe le premier principe de la science
physique, qui est de ne pas admettre de nouvelles
causes sans une absolue nécessité. Deslon, tout

en maintenant l'action d'un fluide, avouait la force de l'imagination ; il disait aux commissaires qu'ainsi dirigée au soulagement de l'humanité souffrante, elle ferait un grand bien dans la pratique de la médecine. Il avait déjà écrit en 1780 : « Si M. Mesmer n'avait d'autre secret que celui de faire agir l'imagination efficacement pour la santé, n'en aurait-il pas toujours un bien merveilleux ? car si la médecine d'imagination était la meilleure, pourquoi ne ferions-nous pas la médecine d'imagination ? »

En même temps qu'ils publiaient ce rapport, les commissaires en remettaient au ministre un autre, secret, où ils exprimaient le danger du mesmérisme relativement aux mœurs.

Le rapport de la Société royale de médecine suivit de quelques jours. C'étaient les mêmes conclusions. Il fut signé par tous les commissaires, sauf Laurent de Jussieu, qui publia un rapport à part. Au fond, il se rapprochait, sur beaucoup de points, de ses confrères : « La théorie du magnétisme ne peut être admise tant qu'elle ne sera pas développée et étayée de preuves solides ; » comme eux, il niait l'existence d'un fluide particulier, et comme eux, expliquait nombre d'effets par les trois causes que nous avons dites ; mais il avait observé quelques faits qu'il ne pouvait expliquer par là, et

cherchait une cause à laquelle ils fussent raisonna-
blement attribués. « Un seul fait positif, disait-il,
qui démontrerait évidemment l'existence d'un
agent intérieur détruirait tous les faits négatifs
qui constatent seulement sa non-action. « L'action
attribuée à un fluide universel non démontré ap-
partient certainement à la *chaleur animale* exis-
tant dans les corps, qui émane d'eux continuellement, se porte assez loin, peut passer d'un corps
dans un autre. La chaleur animale est développée,
augmentée ou diminuée par des causes morales et
par des causes physiques. Jugée par ses effets,
elle participe de la propriété des remèdes toni-
ques... » Il l'appelle ailleurs le *fluide électrique
animalisé*. « Poussé par une force impérieuse, ce
fluide se jette avec impétuosité sur les corps pri-
vés d'électricité, et s'échappe avec le même effort
de ceux dans lesquels il est accumulé. »

Deslon protesta contre le rapport de Bailly, et
annonça qu'il était sans crainte sur le sort du magnétisme, puisque Mesmer avait fait trois cents
élèves et lui cent soixante, parmi lesquels vingt
et un membres de la Faculté de Paris.

VI

Ce qui fit plus de tort à Mesmer que les jugements des corps savants, ce fut une farce jouée à la Comédie-Italienne, intitulée *les Docteurs modernes*. Les éclats de rire, rapporte un témoin, partaient, à chaque couplet, des loges et du parterre, et les acteurs riaient comme les spectateurs. Ce qui prouve seulement qu'on avait bonne envie de rire, et, une fois de plus, qu'il n'y a ni mauvais vers ni mauvaise prose pour l'esprit de parti. On reconnut Mesmer à cette profession du docteur Cassandre :

> Flatter et les sens et l'esprit et le cœur,
> Tel est, mon ami, le remède enchanteur
> Que je prétends mettre à la mode.

3

Il y eut des malheurs. Court de Gébelin, travaillé d'une cruelle maladie, eut recours au magnétisme, et se sentit d'abord soulagé. Dans sa reconnaissance, il attesta par un écrit public qu'il était guéri par Mesmer, et le témoignage de ce personnage distingué faisait déjà le meilleur effet en faveur du magnétisme, quand il mourut. Les partisans de Mesmer assurent qu'il prolongea d'un an la vie du malade ; toujours est-il qu'une de ces choses arriva mal à propos, le certificat ou la mort de l'auteur ; et un journal annonça cet événement de la manière suivante : « M. Court de Gébelin, auteur du *Monde primitif*, vient de mourir, guéri par le magnétisme animal. » On juge si cette plaisanterie tomba.

Puis c'est un enthousiaste maladroit, Duval d'Espréménil, conseiller au Parlement, qui, voulant combattre le ridicule qu'on jette au magnétisme, y ajoute le sien. Ayant composé un pamphlet où il compare Mesmer à Socrate persécuté par le gouvernement d'Athènes et livré par Aristophane aux risées du peuple railleur, il fait parvenir au roi un mémoire contre le lieutenant général de police et le censeur qui ont permis la représentation des *Docteurs modernes*. Le roi s'en fait lire les deux premières pages dans la société de la reine, commence par rire, et finit par dire que l'auteur est un fou et que tout cela l'ennuie. Alors d'Esprém.énil en appelle au peuple, et, pendant la représentation de la fâcheuse pièce, il fait jeter au parterre un supplément à son premier pamphlet. « Il y dénonce, dit Grimm, la pièce comme un mauvais ouvrage dramatique, les auteurs comme des lâches qui ridiculisent, à l'abri de l'autorité, un homme de génie bien supérieur à Newton ; il y dénonce et tance vivement tous ceux qui rient aux *Docteurs modernes*, comme des audacieux qui se donnent les airs d'avoir de la gaieté avant d'y être autorisés par un arrêt du Parlement, par-devant qui Mesmer s'est pourvu contre les différents rapports faits et publiés par ordre du gouvernement. »

Enfin, pour comble d'infortune, un imbécile de laquais, ayant reçu d'une dame un louis pour siffler les *Docteurs modernes*, et voulant honnêtement gagner son argent, prend pour la seconde pièce, qui devait être celle-là, le second acte de la première, siffle à outrance, se fait arrêter et confesse tout.

Aucun événement qui attirait l'attention du public pendant quelques minutes ne se passait alors sans fournir aux petits vers. Palissot avait composé une belle épigramme sur le ton héroïque, pour être mise au bas du portrait de Mesmer :

Le voilà ce mortel dont le siècle s'honore,
Par qui sont replongés au séjour infernal
Tous les fléaux vengeurs que déchaîna Pandore ;
Dans son art bienfaisant il n'a point de rival,
Et la Grèce l'eût pris pour le dieu d'Épidaure.

La France, qui a peu de goût pour les apo-
théoses, s'amusa des vers suivants, bons ou mauvais :

Le magnétisme est aux abois,
La Faculté, l'Académie
L'ont condamné tout d'une voix,
Et l'ont couvert d'ignominie.
Après ce jugement bien sage et bien légal,
Si quelque esprit original
Persiste encor dans son délire,
Il sera permis de lui dire :
Crois au magnétisme... animal.

Watelet, à qui Mesmer avait prédit qu'il ne passerait pas l'automne, se vengea gaiement :

Docteur, tu me dis mort, j'ignore ton dessein ;
Mais je dois admirer ta profonde science ;
Tu ne prédirais pas avec plus d'assurance,
Quand tu serais mon médecin.

Ainsi se termine la première période de l'histoire du magnétisme en France : tout finit par des
chansons.

VII

Le magnétisme en province. — Découverte du somnambulisme
par le marquis de Puységur. — Magnétisme spiritualiste : le
chevalier Barbarin, l'abbé Faria. — Les cataleptiques de Pététin. — Transformation du mesmérisme. — Progrès des Sociétés de l'Harmonie : Lyon, Bordeaux, Bayonne, Strasbourg, etc.

Chassé de Paris, le magnétisme se réfugia en
province, mais il s'y transforma par une aventure
étrange. MM. de Puységur avaient été des auditeurs de Mesmer, et convaincus. Retirés dans leur
terre de Busancy, près de Soissons, ils magnétisaient en imitant les effets du maître, quand un
jour se produisit un phénomène entièrement inat-
tendu. Laissons parler le marquis de Puységur :
« C'était un paysan, homme de vingt-trois ans, alité
depuis quatre jours, par l'effet d'une fluxion de

poitrine. J'allai le voir. La fièvre venait de s'affaiblir. Après l'avoir fait lever, je le magnétisai. Quelle fut ma surprise de voir, au bout d'un demi-quart d'heure, cet homme *s'endormir* paisiblement dans mes bras, sans convulsions ni douleurs ! Il parlait, s'occupait tout haut de ses affaires. Lorsque je jugeais ses idées devoir l'affecter d'une manière désagréable, je les arrêtais et cherchais à lui en inspirer de plus gaies. Il ne me fallait pas pour cela de grands efforts ; alors, je le voyais content, imaginant tirer à un prix, danser à une fête, etc. Je *nourrissais en lui* ces idées, et par là je le forçais à se donner beaucoup de mouvements sur sa chaise, comme pour danser sur un air qu'en chantant (*mentalement*) je lui faisais répéter tout haut. J'ai pris le parti de magnétiser un arbre ; j'y ai fait venir mon premier malade ; sitôt qu'il a eu mis la corde autour de lui, il a regardé l'arbre, et a dit, pour toute parole, avec un air d'étonnement, qu'on ne peut rendre : *Qu'est-ce que je vois là ?* Ensuite sa tête s'est baissée, et il est entré en somnambulisme parfait. Au bout d'une demi-heure, je l'ai ramené à sa maison, où je lui ai rendu l'usage de ses sens. » Dans une autre lettre, il continue : « Quand il est dans l'état magnétique, ce n'est plus un paysan niais, sachant à peine répondre une phrase ; c'est un être

que je ne sais pas nommer. Je n'ai pas besoin
de lui parler ; je pense devant lui et il m'entend , me répond. Vient-il quelqu'un dans ma
chambre, il le voit *si je veux ;* il lui parle, lui dit
les choses que *je veux* qu'il lui dise, non pas toujours telles que je les lui dicte, mais telles que la
vérité l'exige. Quand il veut dire plus que je ne
crois prudent qu'on en entende, alors j'arrête ses
idées, ses phrases au milieu d'un mot, et je change
son idée totalement..... Les malades affluent autour de mon arbre; il y en avait ce matin plus de
cent trente. C'est une procession perpétuelle dans
le pays ; j'y passe deux heures tous les matins.
Mon arbre est le meilleur baquet possible ; il n'y
a pas une feuille qui ne communique la santé.....
Mon homme, ou pour mieux dire *mon intelligence,*
m'apprend la conduite que je dois tenir. Suivant
lui, il n'est pas nécessaire que je touche tout le
monde : un regard, un geste, une volonté, c'en
est assez; et c'est un paysan, le plus borné du
pays, qui m'apprend cela. Quand il est en crise,
je ne connais rien de plus profond, de plus prudent et de plus *clairvoyant* que lui. » Cela se passait en mars et mai 1784. Le marquis de Puységur
a laissé la réputation incontestée d'un homme
éclairé et d'un homme de bien.

Un curieux, Clocquet, receveur des gabelles à

Soissons, attiré par ce spectacle, nous l'a retracé. Après avoir décrit, comme il le mérite, l'orme célèbre de Busancy, arbre antique, immense, mais très-vigoureux encore et verdoyant, au pied duquel coule une fontaine de l'eau la plus limpide, il décrit la foule des malades assis sur des bancs circulaires en pierre, enlaçant avec la corde qui part de l'arbre les parties souffrantes de leur corps, et formant la chaîne en se tenant par le pouce. Parmi eux le maître en choisit quelques-uns, et, les touchant de ses mains, ou leur présentant sa baguette de fer, il les fait tomber en crise parfaite, qui dégénère en sommeil. Les malades dans cet état, qu'on nomme médecins, « ont un pouvoir surnaturel, par lequel, en touchant un malade qui leur est présenté, en portant la main même pardessus ses vêtements, ils sentent quel est le viscère affecté, la partie souffrante, ils le déclarent et indiquent à peu près les remèdes. Comment le maître désenchante-t-il ces médecins? Il lui suffit de les toucher sur les yeux, ou bien il leur dit : Allez embrasser l'arbre. » Alors ils se lèvent, toujours endormis, vont droit à l'arbre ; et bientôt après leurs yeux s'ouvrent. J'ai interrogé plusieurs de ces médecins, qui m'ont assuré n'avoir aucun souvenir de ce qui s'était passé pendant les trois ou quatre heures de leur crise. Tous les malades n'ont pas la faculté de tomber dans cet état. »

A Lyon, mêmes merveilles par d'autres procédés. Le chevalier Barbarin se mettait en prières près du lit du malade, et assez souvent le somnambulisme se déclarait avec les mêmes propriétés que nous avons rapportées. « On a, dit un témoin, présenté aux somnambules des sujets malades qui leur étaient inconnus ; elles ont indiqué avec la plus grande exactitude les maux dont ils étaient affectés. Je les ai vues ressentir vivement les maux de ceux qu'elles magnétisaient, et le manifester en portant la main sur elles-mêmes aux mêmes parties. »

Trente ans plus tard, l'abbé Faria avait encore une autre méthode. Il faisait asseoir dans un fauteuil la personne à magnétiser, et l'engageait à fermer les yeux en se recueillant. Puis, tout à coup il lui disait d'une voix impérative et forte : *Dormez !* répétant, s'il le fallait, cet ordre jusqu'à quatre fois. Il se vantait d'avoir ainsi fait tomber en somnambulisme plus de cinq mille personnes.

Par une singulière coïncidence, il arrivait de la médecine antimagnétique d'étranges récits. Un médecin distingué de Lyon, le docteur Pététin, très-ennemi de la nouvelle doctrine, assurait avoir observé un cataleptique qui voyait, entendait et sentait par le creux de l'estomac et même par le bout des doigts et des orteils. Il le déclara en 1787, et consignait encore sept observations du même genre dans un mémoire publié après sa mort, où il attribuait ces faits à l'électricité animale accumulée en certaines parties du corps. Dans sa première relation, il expliqua les faits comme il voulut ; les magnétiseurs les expliquèrent par le magnétisme.

Ainsi le magnétisme se transformait. A la place du baquet de Mesmer, c'étaient de simples attouchements ou des commandements ; à la place des crises violentes, un sommeil réparateur ; à la place des traitements publics et des excitations de la foule, ordinairement, des traitements particuliers, sous l'impression des merveilles racontées. Puis, dans les sujets magnétisés, des vertus nouvelles : l'obéissance absolue, pendant tout le sommeil, au magnétiseur, qui dirige à son gré leurs pensées et leurs sentiments ; la faculté de deviner, sans aucune communication extérieure, les pensées du magnétiseur ; la connaissance des maux des personnes qui leur sont présentées, et même le sentiment de ces maux dans leur propre corps ; quelquefois l'indication des remèdes utiles. Enfin, outre les prévisions des crises à venir, une vertu qu'on désirerait bien avoir, mais qui n'est pas encore suffisamment constatée, le don de voir et d'entendre sans yeux et sans oreilles. Le somnambulisme ne se développait pas chez tous les magnétisés; mais à cette époque, on en vint à ce qu'un cinquième des malades magnétisés tombaient en somnambulisme plus ou moins parfait.

Tardy de Montravel célébrait (1785) les merveilles du magnétisme en ces termes: « L'âme plane, comme l'aigle, au haut des nues, pendant le sommeil des sens extérieurs. Dominant alors sur les opérations de la matière, elle embrasse d'un vaste coup d'œil toutes les possibilités physiques, qu'elle n'eût parcourues dans l'état de veille que successivement; mais sa vue est toujours bornée dans la sphère des sens, dont elle n'a pu se dégager entièrement. Si quelques motifs viennent déterminer plus particulièrement son attention vers une des portions de l'ensemble, elle voit alors cette portion dans le plus grand détail, tandis que le reste devient vague et confus. »

Porté par la première impulsion et par le bruit des prodiges nouveaux, le magnétisme se répandit dans les provinces. Les traitements magnétiques de Lyon, de Bordeaux, de Strasbourg, de Bayonne, où le comte Maxime de Puységur opéra jusqu'à soixante cures certifiées, devinrent surtout célèbres. Dans Strasbourg, la société de l'Harmonie était composée de plus de cent cinquante membres, et profitait tous les jours. Elle a publié des annales. Il y avait plus de quarante de ces sociétés en différentes villes; elles comptaient en France et à l'étranger plus de quatre mille associés. Thouret fait remarquer, comme un argument contre le magnétisme, que dans les pays d'universités, où le contrôle était plus facile, il ne réussit pas, à Montpellier, par exemple, et à Rennes, tandis qu'il prenait à Marseille et dans les petites villes de Bretagne. A Loudun, l'ancienne ville des possédées, il tomba complétement. Malgré des échecs, le magnétisme se développa hardiment en province. On entendit bien parler à Paris de ces merveilles; mais à Paris on ne s'occupe pas de la même chose deux fois de suite. Puis la Révolution approchait, avec ses préoccupations d'un autre genre: Beaumarchais et Mirabeau firent oublier Mesmer. Le magnétisme émigra, fut pour cela un peu suspect au retour, et dut reconquérir la place, ce qui est toujours plus difficile que d'y entrer une première fois.

VIII

Dernière apparition de Mesmer ; jugement et explication
du somnambulisme. — Derniers écrits.

A partir du rapport de Bailly, Mesmer avait dis-
paru de la scène. Retourné en Allemagne, il y apprit les merveilles du somnambulisme nouveau.
Cela l'émut sans doute : il vit à la fois avec plaisir
et avec inquiétude cet enfant survenu en son absence, et, en 1799, il publia à Paris le *Mémoire
sur mes découvertes*. Il s'y plaint de ce qu'on a
confondu le magnétisme avec le somnambulisme ;
il s'empare du somnambulisme et en fournit la
théorie. Suivant lui, il y a un sens interne, un
centre nerveux formé par la réunion ou l'entrela-
cement des nerfs, dont les extrémités, que nous
appelons les sens, ne sont que les prolongements.

Le sens interne est en rapport avec toute la nature par le moyen d'un fluide subtil, qui agit sur lui comme la lumière sur nos yeux, mais dans toute sorte de directions. Il peut, dans certaines circonstances, acquérir une irritabilité excessive. Alors il remplit les fonctions de tous les autres sens qui, par cela même, semblent avoir reçu une extension prodigieuse. La plupart des maladies nerveuses, la folie, l'épilepsie, la catalepsie, ne sont qu'un somnambulisme imparfait ou dégénéré. Dans ce *Mémoire*, le maître se plaint déjà des exagérations, des abus, des absurdités auxquels sa découverte a donné lieu. Il publia encore pour les Allemands son *Mesmerismus* (Berlin, 1815) et mourut cette même année. Deleuze, sur le souvenir des anciens amis de Mesmer, le représente comme un homme avide de gloire, mais en même temps plein de charité pour l'humanité souffrante. L'opinion publique est beaucoup moins assurée sur ce personnage, et ne sait au juste quelle part il faut faire chez lui à l'enthousiasme et à l'habileté. Il y eût probablement été bien embarrassé lui-même.

IX

En 1813 parut l'*Histoire critique du magnétisme*, de Deleuze. C'était une bonne fortune pour
une doctrine assez mal famée de rencontrer un
défenseur honorable, savant, judicieux, modéré
dans ses opinions, un de ces patrons qui donnent
aux timides le courage de confesser leur croyance.
Il donnait des conseils pour l'observation des procédés physiques, mais en même temps il énonçait
comme indispensables de certaines conditions morales qui reviennent à la foi, à l'espérance et à la
charité, transportées dans le magnétisme :

Tous les préceptes se réduisent à celui-ci : *Toucher attentivement les malades, avec la volonté de leur faire du bien, et que cette volonté ne soit distraite par aucune autre idée.* Les discussions sur les moyens de se convaincre peuvent également se réduire à cette maxime : *Veuillez et vous croirez.*

Deleuze explique l'action du magnétisme par une analogie. Quand je veux soulever un corps, j'envoie à mon bras une quantité de force proportionnée au poids présumé de ce corps ; de même, « lorsque je magnétise, j'envoie par ma volonté le fluide à l'extrémité de mes mains, je lui imprime par cette même volonté une direction, et ce fluide communique son mouvement à celui du malade ; rien ne m'empêche de le lancer, mais il peut se trouver dans l'individu sur lequel j'agis un obstacle aux effets que je veux produire ; alors j'éprouve plus ou moins de résistance ; cette résistance peut même être invincible. Le fluide magnétique s'échappe continuellement de nous, il forme autour de notre corps une atmosphère qui, n'ayant point de courant déterminé, n'agit pas sensiblement sur les individus qui nous environnent ; mais lorsque notre volonté le pousse et le dirige, il se meut avec toute la force que nous lui imprimons : il est mû comme les rayons lumineux envoyés par les corps embrasés. Le principe qui le met en action est donc notre âme, comme celui qui envoie la force à notre bras, et il est de la même nature. »

Il a publié une *Instruction pratique*, une sorte de manuel du magnétisme, auquel nous renvoyons.

Et voici les effets caractéristiques du somnambulisme magnétique.

Le somnambule a les yeux fermés et ne voit pas par les yeux ; il n'entend pas par les oreilles, mais il voit et entend mieux que l'homme éveillé.

Il ne voit et n'entend que ceux avec lesquels il est en rapport. Il ne voit que ce qu'il regarde, et il ne regarde ordinairement que les choses sur lesquelles on dirige son attention.

Il est soumis à la volonté de son magnétiseur, pour tout ce qui ne peut lui nuire, et pour tout ce qui ne contrarie point en lui les idées de justice et de vérité.

Il sent la volonté de son magnétiseur.

Il aperçoit le fluide magnétique.

Il voit ou plutôt il sent l'intérieur de son corps, et celui des autres ; mais il n'y remarque ordinairement que les parties qui ne sont point dans l'état naturel et qui troublent l'harmonie.

Il retrouve dans sa mémoire le souvenir des choses qu'il avait oubliées pendant la veille.

Il a des prévisions et des présensations qui peu-

4

vent être erronées dans plusieurs circonstances, et qui sont limitées dans leur étendue.

Il s'énonce avec une facilité surprenante.

Il n'est point exempt de vanité.

Il se perfectionne de lui-même pendant un certain temps, s'il est conduit avec sagesse; il s'égare, s'il est mal dirigé.

Lorsqu'il rentre dans l'état naturel, il perd absolument le souvenir de toutes les sensations et de toutes les idées qu'il a eues dans l'état de somnambulisme, tellement que ces deux états sont aussi étrangers l'un à l'autre que si le somnambule et l'homme éveillé étaient deux êtres différents.

Nous oublions trois commandements de l'honnête Deleuze; il veut : 1° qu'un somnambule soit toujours assisté d'un médecin; 2° qu'on ne lui fasse jamais savoir qu'on le consulte sur des maladies pendant son sommeil; 3° que dans aucun cas le magnétiseur ne permette qu'on donne au somnambule, de quelque manière que ce soit, la plus légère marque de reconnaissance.

Un an avant Deleuze, en 1812, Montègre avait publié une brochure contre le magnétisme. En 1819, Virey donna, dans le *Dictionnaire des sciences médicales*, son remarquable article : *Magnétisme animal*. Cette même année, Bertrand professait en faveur de la doctrine un cours public. En 1820, des expériences furent commencées dans les divers hôpitaux de Paris, dirigées à l'Hôtel-Dieu par M. Dupotet. Le conseil général des hospices les interrompit, sous prétexte que les malades n'étaient pas des sujets à expérimentations. Les résultats publiés dans des procès-verbaux signés de vingt-neuf médecins semblaient devoir être décisifs; et pourtant il restait encore quelque inquiétude, on sentait le besoin d'en venir à une épreuve suprême.

X

Enfin, en 1825, s'ouvrait une époque critique
pour le somnambulisme. Le docteur Foissac appela
l'Académie de médecine à se prononcer. Il lui présentait des somnambules merveilleux pour l'indication des remèdes : « Mes somnambules ne s'écartent
jamais des principes avoués de la saine médecine ;
je vais plus loin : leurs inspirations tiennent du génie d'Hippocrate. »

L'Académie nomma une commission pour savoir
s'il convenait d'entrer dans cet examen. Georget
se déclara pour le magnétisme : « Il a grandi parmi
les médecins.... S'il est vrai que le somnambulisme

magnétique ait son analogue dans le somnambulisme naturel, est-il étonnant qu'on puisse développer le premier par de certaines pratiques?... Le
doute d'abord, l'examen ensuite, telle est la marche
qu'indique la raison. » Le rapporteur, M. Husson,
conclut affirmativement. Suivant son opinion d'a-
lors, développée plus tard, en 1837, quand même le
magnétisme n'aurait pas varié depuis 1784, on
n'aurait pas le droit de le regarder comme définiti-
vement jugé par le rapport de Bailly et de la Société
royale de médecine; on peut toujours en appeler
des jugements anciens à de nouveaux jugements.
Après que la circulation du sang a été déclarée impossible, l'inoculation de la petite vérole considérée
comme un crime, l'émétique interdit par arrêt du
Parlement, à la sollicitation de la Faculté, les antiques perruques proclamées infiniment plus salubres
que la chevelure naturelle, il convient d'affirmer
moins témérairement. D'ailleurs les procédés du
magnétisme ont changé : un fait nouveau, inconnu
à ses anciens juges, le somnambulisme est inter-
venu. Les commissaires d'autrefois ont été nommés
par le gouvernement, non par les corps auxquels
ils appartenaient, et ils ont infirmé en partie la
valeur de leur rapport en avançant qu'ils ont craint
d'importuner les malades distingués qui suivaient
le traitement magnétique, et en ne se soumettant

pas aux conditions demandées par le magnétiseur. L'examen a été fait chez Deslon, non chez Mesmer, et le rapport adopté séance tenante sans discussion préalable. Enfin, il y a eu alors même une protestation d'un homme éminent, de Jussieu. A Berlin, une clinique magnétique est établie, et plusieurs médecins ont des traitements de ce genre avec l'autorisation du gouvernement. A Francfort, à Stockholm, en Russie, le magnétisme est examiné sérieusement; pourquoi en France resterait-on en arrière des peuples du Nord?

En conséquence, l'Académie nomma (1826) une commission composée de MM. Bourdois, Double, Fouquier, Itard, Gueneau de Mussy, Guersant, Leroux, Magendie, Marc, Thillaye et Husson. Cette commission, au bout de cinq ans (juin 1831), fit son rapport par l'organe de M. Husson. On peut y voir qu'elle accepta l'examen dans les conditions demandées comme indispensables par M. Foissac, mais qu'elle garda la haute main dans les expériences.

Elle reconnait que les effets sont nuls ou insignifiants dans un certain nombre de cas; que, dans quelques-uns, ils sont produits par l'ennui, la monotonie ou l'imagination; mais elle réserve plusieurs faits qu'elle ne peut attribuer à aucune cause connue. C'est un des commissaires, M. Itard, qui, magnétisé dix-huit fois, sans tomber en sommeil complet, est constamment soulagé d'une douleur de tête, ou bien un épileptique, chez qui le magnétisme suspend et retarde de huit mois les accès.

Somnambulisme constaté. Plusieurs sujets sont endormis parfaitement et d'un sommeil bien particulier : on les chatouille, on les pince très-fortement, on enfonce des épingles jusqu'à trois lignes dans leur corps, on débouche sous leur nez un flacon plein d'ammoniaque ou d'acide hydrochlorique, qu'on y laisse pendant cinq ou six inspirations, on fait subitement des bruits violents ; rien ne les réveille ni ne paraît les affecter. Même il est avéré que M. Jules Cloquet, en 1829, appelé près d'une femme qui avait au sein un cancer ulcéré, a, pendant qu'elle était endormie, dans une opération de dix à douze minutes, extirpé cette tumeur, sans que la malade donnât le plus léger signe de sensibilité et sans aucun changement du pouls. Au milieu du bruit confus des conversations, le somnambule n'entend que la voix de son magnétiseur, se souvient exactement de ce qui s'est passé pendant ses prédédents accès de sommeil, et ne se souvient de rien au réveil. Les somnambules ont-ils le don de lire dans la pensée de leur magnétiseur et d'obéir à sa volonté inexprimée? Beaucoup d'expériences semblent contraires, et plusieurs sujets présentés par des magnétiseurs comme merveilleux en ce genre ne font que des bévues. Enfin un sujet vraiment remarquable se présente. Placé derrière lui, et sur les indications écrites ou par gestes des commissaires, le magnétiseur le meut avec précision : « Il dirigea son doigt en premier lieu vers la cuisse gauche, puis vers le coude gauche, et enfin vers la tête. Ces trois parties furent presque aussitôt prises de mouvements convulsifs. M. Dupotet dirigea sa jambe gauche vers celle du magnétisé ; celui-ci s'agita de manière qu'il fut sur le point de tomber. M. Dupotet dirigea ensuite son pied vers le coude droit du somnambule, et ce coude droit s'agita ; puis il porta son pied vers le coude et la main gauche, et des mouvements convulsifs très-forts se développèrent dans tout le membre supérieur. Malgré cette preuve heureuse, les commissaires avouent qu'ils ont besoin de faits nouveaux. »

Clairvoyance. Les somnambules peuvent-ils lire les yeux fermés ? A travers des expériences fâcheuses, on arrive à des faits curieux, attestés avec la plus grande force par le rapport. Un somnambule, les yeux fermés, si bien que les cils s'entrecroisent, sous la surveillance continuelle des commissaires, lit ce qui lui est offert, et joue avec une vivacité extrême plusieurs parties de piquet. Il ne lit point les lettres fermées. M. Bourdois consigne à part, sur le procès-verbal, cette attestation : « Il est impossible de refuser sinon sa croyance, du moins son étonnement à tout ce qui s'est passé dans cette séance..... » Mais voici mieux. Dans une séance où se trouvaient, outre les commissaires, M. Em. de Las Cases, député, M. de Rumigny, premier aide de camp du roi, et M. Ségalas, membre de l'Académie, un jeune somnambule, Paul Villagrand, étudiant en droit, tandis que ses paupières sont tenues fermées constamment et alternativement par MM. Fouquier, Itard, Marc et Husson, qui appliquent les doigts sur la totalité de la fente de l'œil, en pressant du haut en bas, montre une clairvoyance prodigieuse. Il devine des cartes toutes neuves, il lit des mots et des lignes. « On lui présente, ayant les paupières tenues fermées par M. Ségalas, un volume dont le rapporteur s'était muni. Il lit sur le titre : *Histoire de France* ; il ne peut lire les deux lignes intermédiaires, et lit sur la cinquième le nom seul de *Anquetil*, qui y est précédé de la préposition *par*. On ouvre le livre à la page 89, il lit à la première ligne : *Le nombre de ces....* il passe le mot *troupes*, et continue : *Au moment où on le croyait le plus occupé des plaisirs du carnaval...*. Il lit également le titre courant *Louis*, mais ne peut lire le chiffre romain qui le suit. On lui présente un papier sur lequel on a écrit les mots *agglutination* et *magnétisme animal*, il épelle le premier et prononce les deux autres. Enfin on lui présente le procès-verbal de cette séance; il en lit assez distinctement la date et quelques mots plus lisiblement écrits que d'autres. Dans une autre séance, Paul essaya inutilement de distinguer différentes cartes qu'on lui appliqua sur l'épigastre ; mais il lut encore, les yeux fermés, dans un livre ouvert au hasard, et cette fois ce fut M. Jules Cloquet qui lui boucha les paupières. Le rapporteur écrivit aussi sur un morceau de papier deux noms propres : *Maximilien Robespierre*, qu'il lut également bien. » Le rapport constate, pour ce somnambule comme pour le précédent, que le globe de l'œil était dans un mouvement continu de rotation et paraissait se diriger vers l'objet soumis à sa vision.

Vision intérieure, prévision. Instinct des remèdes. Les somnambules ont-ils l'intuition de leurs maladies et de celles des autres, la prévision des accidents futurs de ces maladies pour eux et pour les autres? Un étudiant en droit, ce même Paul, que nous venons de voir lisant les yeux fermés, attaqué d'une paralysie de tout le côté gauche du corps, désigne en sommeil les remèdes qu'il

faut lui appliquer, et annonce un jour qu'en suivant ce traitement, trois jours après il marchera
sans béquilles ; il tient parole. Un nommé Cazot,
épileptique, prédit de loin les attaques de ce mal
pour un jour, une heure et une minute donnés, et
l'accès arrive comme il a été prédit. Une somnambule décrit à un des commissaires, M. Marc, les
symptômes de maladie qu'il éprouve et tombe juste.
Présentée à une dame malade, elle décrit l'altération de ses intestins et ordonne un traitement ;
mais le traitement ne fut pas suivi, et l'autop-
sie ne fut pas faite. Consultée par une malade
scrofuleuse, elle voit ses scrofules intérieurs et
prescrit un traitement, qui réussit quelque temps
et est interrompu. Les commissaires constatent
l'exactitude des déclarations de cette somnambule
là où elles ont pu être vérifiées, et le discerne-
ment qu'elle a montré dans le choix des remèdes.

L'Académie fut un peu étonnée de ce rapport ;
la discussion, toujours suspendue, éclata en 1837.
Une histoire avait paru dans les journaux, où l'on
parlait d'une dent arrachée sans douleur à une
personne endormie par le magnétisme. On donnait
ce fait sous la garantie de M. Oudet, de l'Académie
de médecine, qui se trouvait ainsi compromis.
Interpellé, M. Oudet lut le récit du magnétiseur :
« Au moment de l'extraction, la tête sembla fuir

un peu la main de l'opérateur, et nous entendîmes un léger cri. Ces deux signes de douleur eurent la rapidité de l'éclair, le pouls de la patiente était calme, son visage n'indiquait pas la moindre émotion ; ses mains étaient demeurées immobiles sur ses genoux. » A ce propos, le fait attribué à M. Jules Cloquet, et rapporté avec complaisance par M. Husson, dans son rapport, l'extraction d'un sein sans douleur, revint en mémoire, et on discuta les deux faits ensemble. M. Roux attesta qu'il avait fait une opération cruelle à une dame masquée, dans une maison qui n'était pas la sienne, et que, pendant cette opération, qui dura un quart d'heure, la malade ne poussa pas un cri, de peur de trahir son incognito. M. Capuron affirma avoir vu, il y avait quarante ans, une Allemande à qui M. Dubois coupa le sein, et qui supporta l'opération sans proférer une seule plainte. En 1822, il avait vu un homme supporter plus d'un quart d'heure une opération des plus rudes, sans sourciller, causant et riant. M. Amussat venait d'opérer une religieuse qui avait été impassible. Pourtant aucune de ces personnes n'était magnétisée. Il n'y avait donc pas besoin de recourir au magnétisme pour expliquer le fait de M. Cloquet et le fait de M. Oudet. On poursuivit. Quelques-unes des anciennes autorités en fa-

veur du magnétisme furent ébranlées. « Vous savez, dit M. Rochoux, ce que M. Rostan a écrit sur
le magnétisme. Un jour, il me proposa de me guérir de mon incrédulité et de me faire voir des
choses extraordinaires ; je le suivis ; arrivé sur les
lieux, on ne voulut rien faire devant moi ; j'at-
tends toujours. » M. Bousquet à son tour : « Georget croyait avoir bien vu ; il y paraît assez à la
manière dont il parle du magnétisme, dans son
ouvrage sur le système nerveux. Cependant on
sait aujourd'hui qu'il a été trompé par des miséra-
bles qui s'en vantent. Je tiens cela de M. Londe,
le collaborateur de Georget et le témoin de toutes
ses expériences. » Enfin M. Ségalas dit « qu'ayant
lui-même tenu les mains sur les yeux du jeune
homme dont a parlé M. Husson, et cela pour
l'empêcher de voir, il ne répondrait pas qu'il lui
a complétement fermé les yeux. Les yeux étaient
agités de mouvements convulsifs ; ce jeune homme
a pu agiter les paupières et saisir quelques caractères, d'autant plus qu'il lisait lentement, en face
d'une grande croisée, et qu'il a fait des fautes. »

XI

Nouvelle enquête demandée par le docteur Berna à l'Académie de médecine. — Rapport de M. Dubois, d'Amiens (1837). — Protestation du docteur Berna. — Réplique au rapport par M. Husson.

Peu après, un jeune docteur, M. Berna, sollicite un nouvel examen de l'Académie. La commission, composée de MM. Roux, Bouillaud, H. Cloquet, Emery, Pelletier, Caventou, Cornac, Oudet, Dubois (d'Amiens), nomma ce dernier rapporteur. Le rapport fut lu en août 1837, et traita durement le magnétisme. Sur le fait du sommeil magnétique, on ne peut rien affirmer : on n'a eu comme preuves que les assertions des sujets magnétisés. Les piqûres sembleraient une preuve décisive ; mais, avant et pendant le sommeil supposé, le sujet des expériences, dans la séance du 3 mars, paraissait ne rien sentir ; sa contenance et ses réponses ont été à peu près les mêmes pendant l'opération magnétique. Et en général, comme on ne pouvait expérimenter que sur les parties naturellement découvertes, le cou et les mains, et qu'il n'était permis d'enfoncer des épingles que d'une ou deux lignes, l'insensibilité des sujets n'était pas suffisamment éprouvée. De plus, la face étant en grande partie couverte d'un bandeau, on ne pouvait s'assurer suffisamment des émotions ressenties. Sur la question si le magnétiseur, par sa seule volonté, pouvait rendre en tout ou en partie la sensibilité au somnambule, on ne saurait rien décider. Pour être certain que la sensibilité était rendue, il faudrait être certain qu'elle a été perdue. Quant à l'obéissance à l'ordre intérieur du magnétiseur, l'expérience a été fâcheuse, les actions exécutées ayant toujours été en opposition avec les commandements. Sur le transport de la vue, la propriété de voir par l'occiput, rien de péremptoire : les faits absolument décisifs ont complétement manqué, et les commissaires n'ont vu dans les rencontres heureuses que des inductions assez habiles. Enfin, pour la clairvoyance à travers les corps opaques, insuccès complet : « Que conclure, à l'égard de la somnambule, de la description minutieuse d'objets

autres que ceux qu'on lui présentait? Que conclure
d'une somnambule qui décrit un valet de trèfle
dans une carte toute blanche? qui, dans un jeton
d'académie, voit une montre d'or, cadran bleu et
lettres noires, et qui, si l'on eût insisté, aurait peut-
être fini par nous dire l'heure que marquait cette
montre? »

Le docteur Berna protesta, et le précédent rapporteur, M. Husson, qui se trouvait indirectement
atteint par ces conclusions nouvelles, dans une
séance suivante, frappa rudement sur son collè-
gue. Convenait-il d'accepter la fonction de rapporteur à un médecin qui, en 1838, avait écrit contre
le magnétisme, et s'était déclaré dans cet écrit « en
état d'hostilité contre les magnétiseurs? » De
quel droit énonçait-il ces conclusions générales
contre le magnétisme? La commission avait été
nommée pour examiner deux somnambules pro-
posés par M. Berna; son œuvre devait être intitulée : *Rapport des expériences magnétiques faites
sur deux somnambules.* Depuis quand est-il permis, en science, de tirer de deux faits particuliers
une conclusion universelle! Des expériences tentées sur les deux somnambules ont échoué; la
commission de 1826 en avait cité trois de ce genre:
« On sait que rien n'est plus mobile, plus variable
que les effets magnétiques; et c'est cette mobilité,

cette inconstance, qui éloigne tant de personnes de s'en occuper et de les étudier. Quels sont, pourrions-nous le demander, les faits en médecine pratique, en thérapeutique, en physiologie, qui soient toujours fixes et immuables? » N'est-il pas étrange aussi qu'on ait passé sous silence les faits positifs constatés dans le précédent rapport? « Ils vous paraissent extraordinaires, mais devez-vous en conclure qu'ils n'ont pas eu lieu? La portée de l'intelligence humaine est-elle donc la mesure de la réalité de tous les faits extraordinaires dont nous sommes environnés? »

XII

Prix proposé par le docteur Burdin. — Le docteur Pigeaire et sa fille. — Succès dans les réunions particulières. — Il ne s'entend pas avec l'Académie. — Fin des relations du magnétisme avec l'Académie de médecine.

Au milieu de ces débats, M. Burdin proposa un prix de trois mille francs pour la personne qui pourrait lire, sans le secours des yeux et sans lumière, un écrit quelconque placé hors de la portée des yeux, et sans le secours du toucher. L'Académie accepta, se réservant de faire surveiller, les expériences par une commission de sept membres pris dans son sein, et limitant à deux années le temps des épreuves, à moins que le prix n'eût été mérité plus tôt.

En 1838, le docteur Pigeaire, de Montpellier,

possédait une somnambule qui lisait les yeux fermés, pourvu que l'objet fût éclairé : c'était sa fille, âgée de dix à onze ans. Il s'adressa à l'Académie, lui envoyant, avec son mémoire, le procès-verbal de deux séances magnétiques, dressé par le docteur Lordat. Il y était constaté que, les yeux bandés par un appareil de soie noire, auparavant visité, essayé avec soin, la fille de M. Pigeaire avait lu l'écriture qui lui était présentée. Tantôt elle avait suivi les mots avec le doigt, tantôt elle les avait lus ainsi sous une lame de verre transparent. M. Burdin consentit à modifier son programme : il accorda, contre sa première intention, que les objets seraient éclairés, que la somnambule promènerait ses doigts sur la lame de verre placée sur les lignes à déchiffrer ; mais il réserva la question de savoir par quel appareil on empêcherait la somnambule de voir aucunement, et s'en rapporta pour cela à la sagacité des commissaires.

M. Pigeaire se rendit donc à Paris avec sa fille ; il fit devant un grand nombre de personnages des expériences qui les frappèrent vivement. Parmi eux on remarque MM. Adelon, Gueneau de Mussy, Bousquet, Delens, Ribes, Esquirol, Orfila, J. Cloquet, Pelletier, Réveillé-Parise, Arago, Pariset ; on a même des procès-verbaux en forme et des plus favorables signés par MM. Bousquet, Ri-

bes, Orfila, Réveillé-Parise, Pariset, sans compter
les noms illustres ou connus, mais étrangers à la
science, George Sand, M. Léon Faucher, etc.
MM. Rostan et Georget étaient déjà acquis au magnétisme et affirmaient avoir constaté la vision par
l'occiput. MM. Cornac, Gerdy, Bouillaud et Velpeau ne furent pas convaincus et le témoignèrent.
M. Cornac parla de contorsions de la jeune fille, au
commencement de l'expérience.

M. Velpeau, en les imitant, avait réussi une fois
à écarter le bandeau assez pour lire devant plusieurs personnes. M. Gerdy a laissé une note là-
dessus. L'appareil se composait d'une bande de
calicot, d'une petite pelote de coton, et enfin d'un
bandeau de velours noir et opaque. Le bord infé-
rieur de celui-ci était collé à la peau voisine au
moyen de petites bandelettes de taffetas gommé.
Plusieurs signes lui rendirent l'expérience suspec
te. C'étaient, à toutes les fois, des agitations extraordinaires de la jeune fille, des mouvements pour
se frotter les yeux et relever le bandeau, sous
prétexte qu'il la fatiguait : pendant ces opérations,
les bandelettes de taffetas s'éraillaient ; ensuite le
refus de placer le livre à lire en face, à la hauteur
des yeux. En visitant le bandeau, il y distingua
de tout petits trous. Ajoutez que, peu après leur
application, d'eux-mêmes les emplâtres de taffetas

se dessèchent, se recoquillent par leur circonfé-
rence et se décollent ordinairement dans un
assez grand nombre de points. M. Gerdy glissa
même par ces décollements des morceaux de carte
de trois à quatre millimètres de largeur. Enfin,
le taffetas, opaque avant son application, devient
transparent par la dissolution de la colle de pois-
son déposée à sa surface et entraînée par le mouil-
lage de son tissu. M. Gerdy refit les expériences
chez lui : il constata qu'à travers un trou extrême-
ment petit dans une carte, et surtout quelques-
uns, à un ou deux millimètres les uns des autres,
on voit parfaitement ; et appliquant le bandeau
sur les yeux d'un ami, selon la recette précédente,
il obtint les plus beaux résultats. M. C. nous déclara, dit-il, qu'il voyait très-clair, que la lumière
lui venait de différents côtés, d'en haut, d'en bas
surtout, et par l'angle interne de l'œil ; qu'elle venait par les décollements du taffetas, et aussi à
travers son tissu, autour du morceau de peau interposé dans le taffetas, que le moindre effort
d'ailleurs produisait des décollements invisibles
au dehors, suffisants pour lire. Un œil fermé par
un partisan du magnétisme, l'autre recouvert du
bandeau en question, il nomma sans erreur les
cartes qu'on lui présenta, et depuis s'amusa à se
faire passer pour somnambule.

Il fallut se présenter devant l'Académie. La commission avait inventé un masque ou casque de soie noire, qui devait être tenu à un demi-pied de la face de la somnambule. M. Pigeaire le refusa, il tint absolument à son bandeau qui s'appliquait à la face, la laissant découverte au-dessus et au-dessous : « Une somnambule, disait-il, n'est pas un instrument de physique, on ne la manie pas à son caprice ; un masque dans cette position, fût-il fait du verre le plus diaphane, s'opposerait à la production du phénomène, en brisant le rapport qui semble s'établir entre la somnambule et l'objet qu'elle considère. » Il proposait à l'Académie, si elle avait quelques soupçons sur l'opacité complète du bandeau usité, qu'elle en fît construire un autre de la même forme, pour ne pas contrarier la petite somnambule, qui avait contracté l'habitude de ce bandeau. L'Académie tint à ses conditions, M. Pigeaire aux siennes ; on ne parvint pas à s'entendre. Le docteur Berna releva ironiquement la décision de l'Académie, en proposant, au nom d'une société de croyants, un prix de cinquante mille francs à celui des académiciens qui lirait avec le bandeau de Mlle Pigeaire.

Le docteur Burdin prorogea jusqu'en 1840 le prix qui devait être retiré en 1839, et il changea

encore les conditions du concours : « Amenez-nous
une personne magnétisée ou non magnétisée, endormie ou éveillée ; que cette personne lise, les
yeux ouverts et au grand jour, à travers un corps
opaque, tel qu'un tissu de coton, de fil ou de soie,
placé à six pouces de la figure, qu'elle lise même
à travers une simple feuille de papier, cette personne aura les trois mille francs. » Jusqu'à ce
terme on ne voit plus paraître que deux concur-
rentes, une somnambule du docteur Hublier et
celle de M. Teste, qui échouent tristement. Les
choses en sont restées là, et ç'a été la dernière
entrevue du magnétisme animal avec l'Académie
de médecine.

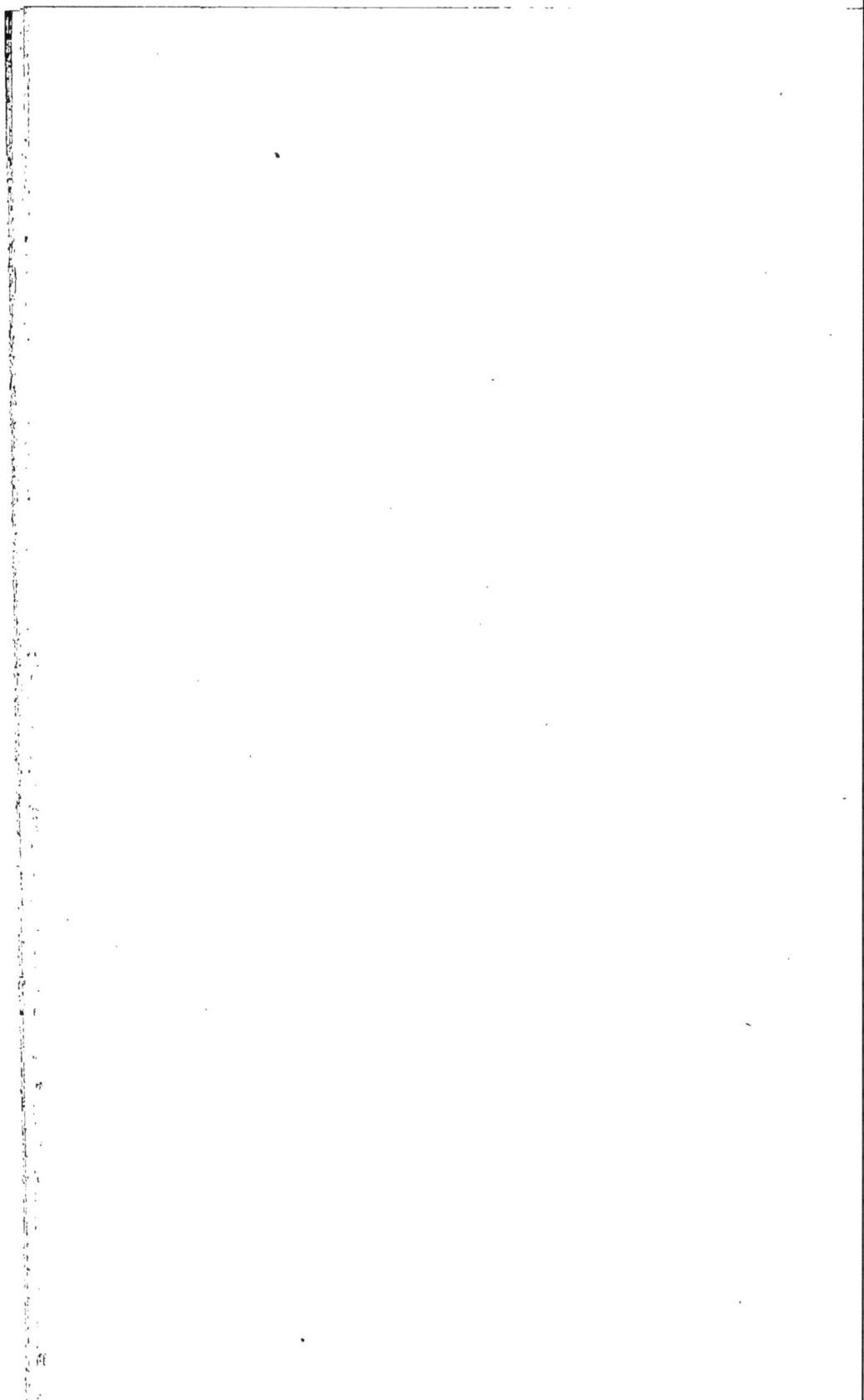

DEUXIÈME PARTIE

TRADITION DU MERVEILLEUX

––––––

Avant d'examiner ce qu'il peut y avoir de vrai
ou de faux dans les prétentions du magnétisme
animal, il me semble utile de le placer dans la tradition à laquelle il se rattache, car le merveilleux
n'a ni commencé ni fini par lui. Il vient justement de paraître des ouvrages qui rendent cette
tâche très-facile ; je veux parler des livres de MM.
Maury et Figuier [1]. M. Figuier a une information
excellente et toute l'habileté d'exposition néces-

––––––

[1] *Histoire de la magie et de l'astrologie dans l'antiquité et au
moyen-âge*, par M. Alfred Maury. — Un vol. in-8° et in-18.
Didier.

Le sommeil et les rêves, par le même — Un vol. in-8° et in-18.

Histoire du merveilleux dans les temps modernes, par M. Louis
Figuier. — Quatre vol. in-18. Hachette.

saire pour mettre le lecteur pleinement au courant d'une question. M. Maury, ici comme ailleurs, aspire à épuiser son sujet, et il est du petit nombre d'hommes chez qui cette ambition est légitime. On sait ou plutôt on ne sait pas quelle est son érudition ; même, dans quelques-uns de ses livres, elle a tant fourni, qu'on y est un peu comme dans une forêt trop touffue, où il n'est pas toujours aisé d'avancer ; mais dans ce volume sur la magie et l'astrologie, elle se proportionne au lecteur ; aussi le livre n'est pas seulement très-savant, il est très-bien fait. J'ose recommander les ouvrages de MM. Maury et Figuier comme indispensables à tous ceux qui veulent réfléchir sur ces matières ou en parler ; ils y trouveront développée une histoire dont je ne puis ici présenter qu'une esquisse. Quant au merveilleux contemporain, aux tables tournantes et aux esprits, je raconte d'après mes observations et mes informations, ayant suivi avec une grande curiosité ces épidémies.

I

Tradition du merveilleux dans l'antiquité et le moyen-âge.

Commençons, comme il est juste, par l'antiquité
et le moyen-âge. M. Maury a tracé en quelques
lignes d'une remarquable préface toute l'histoire
du merveilleux. L'homme sent de bonne heure
qu'il est né pour commander à la nature, mais il
ignore à quelle condition est attaché ce commandement, à la condition de connaître les lois qui la
gouvernent; il prétend donc l'enchaîner à sa volonté par des pratiques particulières et des formules sacramentelles; la magie n'est que cela.
Mais il ne peut vivre quelque temps avec la nature,
sans reconnaître qu'elle va selon des lois; il en
découvre quelques-unes et s'en sert pour pro-

duire des effets capables de frapper les imaginations. Ainsi naît la science ; elle naît au milieu des prodiges, mélange de naturel et de merveilleux, qui forment l'astrologie et l'alchimie, par exemple. Peu à peu le merveilleux se dissipa : on vit bien que les lois physiques ne changeaient pas au gré du magicien ; alors celui-ci parut comme un homme sans pouvoir sur la matière, mais doué de pouvoir sur l'homme ; comme un artisan de mensonge, en possession de certains secrets pour leurrer notre imagination et évoquer devant elle des images décevantes, avec l'aide du démon. Enfin la démonologie elle-même tomba devant l'expérience : on vit que l'art des enchanteurs tenait à l'emploi de certains breuvages et de certaines manœuvres qui troublent le système nerveux ; la science tua la magie, et c'est là que nous en sommes : elle ne s'arrêtera pas qu'elle n'en ait détruit les derniers restes.

Ainsi avertis de ne pas prendre des simulacres pour des êtres vivants, commençons notre voyage dans le royaume des ombres ; il y a peu de voyages plus intéressants. La religion de l'homme sauvage ou très-barbare est le féchitisme : l'homme place en tout lieu, dans les astres, dans les pierres, dans les eaux, dans les plantes, dans les animaux, des esprits conçus à son image, doués comme lui d'intelligence et de volonté, et il les adore. Son premier sentiment à leur égard est la crainte ; aussi son culte est une conjuration ; les amulettes, talismans contre le mal, jouent un grand rôle, et le prêtre est une sorte de sorcier qui sert d'intermédiaire avec les démons. Partout se retrouvent chez ces prêtres des pratiques analogues. La connaissance des vertus des plantes leur fournit des drogues narcotiques, avec lesquelles ils provoquent les hallucinations, et des philtres, dont ils se servent contre leurs ennemis ; quelques notions météorologiques leur permettent de prédire des changements atmosphériques, et font croire qu'ils disposent du vent, de la pluie et du soleil. Le culte des morts est, comme celui des démons, un culte de crainte : ils effraient les songes, se montrent dans des visions ; le prêtre a le don de les évoquer. Tel est le fonds de croyances primitives de l'esprit humain, et, pour les trouver, il n'est pas nécessaire de fouiller les monuments de l'antiquité ; il suffit de lire les relations récentes de voyages dans l'intérieur de l'Afrique où l'homme est resté enfant.

Quant à la magie traditionnelle qui s'est répandue en Europe, elle lui est venue de l'Asie et a emporté quelque chose des différentes contrées de ce pays. Les Assyriens, les Chaldéens, fondent l'as-

trologie, qui lie les destinées humaines aux mouvements des astres et devine l'avenir. Les Mèdes
et les Perses peuplent l'univers de bons et de mauvais Génies, qui se le disputent; ils inventent
toute une liturgie, une série de pratiques et de
prières pour se concilier les uns et paralyser les
autres; aussi les mages de ces contrées ont mérité
de laisser le nom de magie à leur art. Les Égyp-
tiens croient que, pour dominer les dieux, il suffit
de les appeler par leur nom : de là une science
mystérieuse, celle des mots magiques tout-puis-
sants. La Grèce a ses superstitions indigènes :
oracles, sacrifices pour consulter les dieux, évocations des ombres, purifications, enchantements,
où excellent les femmes de Thessalie, capables de
faire descendre la lune du ciel; elle a de vrais
sorciers, que la religion officielle poursuit : le
culte mystérieux d'Hécate, personnification de la
lune, est à lui seul toute une magie; mais ce qui
introduit en Grèce la magie véritable, scientifique,
avec le nom qui lui est resté, ce sont les expédi-
tions contre l'Asie et les voyages des savants dans
cette contrée. Les tireurs d'horoscopes s'appellent
chaldéens et les astrologues *mathématiciens*; sous
le pseudonyme d'Orphée, s'introduisent toutes
sortes d'idées et de pratiques orientales. Et
cette religion occulte, précisément parce qu'elle

est occulte, échappe à la critique sous laquelle la religion publique périt; tandis que les dieux de l'Olympe succombent, les dieux inavoués persistent. A Rome, la science étrusque des augures devient promptement nationale ; toutefois, elle ne suffit pas aux imaginations, que tentent davantage les doctrines orientales; les astrologues prennent un immense crédit. Les empereurs, convaincus de la sûreté de leurs prédictions et jaloux de les garder pour leur seul usage, redoutant l'effet que leurs indiscrétions produiraient sur le peuple, les empereurs, dis-je, s'acharnent à les détruire. Comme le polythéisme, restauré par l'école d'Alexandrie, se fait oriental, admet dans son sein une multitude de Génies, et apprend aux hommes à communiquer avec eux, les empereurs chrétiens le poursuivent de toute la haine qu'ils ont contre la magie. M. Maury a raconté d'une façon très-intéressante l'histoire de cette persécution, qui ne se refusa aucun moyen. Au sixième siècle, le combat est fini, le christianisme triomphe, mais la foi dans la magie reste, et reste la même chez les vainqueurs et les vaincus ; ils ne diffèrent que par le sentiment qu'elle leur inspire. Les uns et les autres croient à l'existence des esprits, à leur puissance sur la nature et à la puissance de l'homme sur eux par certaines formules ;

mais les païens les regardent comme des dieux
et les chrétiens les regardent comme des démons.
Ils ne sont pas anéantis, ils perdent leurs hon-
neurs, sont suspects et mal vus; ils passent à
l'état d'anciens partis. Chez les Juifs, ce fut une
affaire de nationalité. Ils croyaient à l'existence
des démons ennemis de Jéhova ; seulement, ces
démons étaient pour eux les dieux étrangers, les
dieux des autres peuples, et ils les proscrivaient
à ce titre. Ainsi le judaïsme les condamnait comme
étrangers, le christianisme comme immoraux,
mais ils subsistaient.

Après l'anathème jeté sur la magie et sur les démons, qui en sont les ministres, il restait un curieux spectacle à observer : la conversion de la
magie et des démons par le christianisme. On vit
cela au moyen âge. Comme l'homme continuait à
désirer de certains biens, tels que la santé, la connaissance de l'avenir, etc.; les pratiques extraordinaires auxquelles il avait l'habitude de les
demander revinrent, sauf une différence : on consultait le sort dans la Bible, et il n'y eut pas une
maladie sans qu'il y eût un saint pour la guérir.
Satan joua alors un grand rôle.

Poursuivie là et chassée du grand jour, la superstition s'est réfugiée dans l'imagination populaire, et continue de vivre dans les campagnes à

l'état de superstition honteuse ; de temps à autre, elle en sort pour faire des incursions dans le monde, qu'elle étonne.

On s'imagine à tort que les superstitions meurent : elles émigrent ; les plus vieilles croyances gauloises sont toutes en ce moment quelque part chez nous : nous sommes à quelques centaines d'années du moyen-âge et à quelques centaines de lieues. Ainsi, sur la sorcellerie, je trouve ceci dans une très-jolie notice de mon ami le Dr Paul Reclus sur la fontaine d'Ahusquy, dans les Hautes-Pyrénées :

« Nous avons recueilli de bizarres détails sur la médecine populaire du pays. La sorcière, la « chorguina » des Basques, la « broutcho » des Béarnais, a survécu aux immenses holocaustes que firent de ses sœurs, au commencement du xviie siècle, les juges du Labourd et de la Soule ; elle reste encore le grand docteur, mais n'est pas sorcière qui veut : un long désir même ne suffit point ; il faut un don spécial, et des vertus qui, pour la plupart, sont héréditaires ; il y a des familles privilégiées ; la mère fut « chorguina », la fille le sera. Qu'elle le veuille ou non, qu'elle le sache ou qu'elle l'ignore, elle possède l'art de guérir et celui de jeter des sorts. On nous citait une jeune fille des environs de Baïgorry, belle, et ayant un père fort riche. Elle est née sorcière, elle est sorcière, sans le savoir. Aussi, comme le Moïse d'Alfred de Vigny, est-elle destinée à « vivre puissante et solitaire » à moins qu'un sorcier ne la demande en mariage. « Je ne suis qu'un pauvre pasteur, me disait le jeune homme qui nous racontait l'histoire, mais on me l'offrirait pour femme que je la refuserais certainement. »

II

Tradition du merveilleux. — Possédées de Loudun. — Trembleurs des Cévennes. — Convulsionnaires de Saint-Médard.

Vers 1632, deux jeunes religieuses des Ursulines de la ville de Loudun, à une dizaine de lieues de Poitiers, ayant été atteintes de violentes convulsions accompagnées de symptômes bizarres, on pensa qu'elles étaient possédées du démon, et on les exorcisa. L'exorciste les ayant interrogées, en s'adressant, selon l'usage, aux diables présumés dans leurs corps, les diables répondirent qu'ils avaient été envoyés là par un curé de la ville, nommé Urbain Grandier. Cet Urbain Grandier, d'un extérieur agréable, d'un esprit cultivé, était le sujet des conversations de Loudun. On lui im-

putait plusieurs aventures ; même il avait, à ce
propos, subi un procès. Condamné par son évêque
et interdit de ses fonctions, il en avait appelé à
l'archevêque de Bordeaux, qui avait cassé la première sentence. Mais l'opinion était toujours contre
lui. Ces bruits avaient dû pénétrer dans le couvent
des Ursulines ; on avait même eu l'occasion d'y
donner une attention particulière : Grandier s'était
présenté pour être directeur des religieuses, et,
pour sa mauvaise réputation, s'était vu refuser ; on
lui avait préféré l'ecclésiastique qui exorcisa les
deux religieuses malades.

Les exorcismes, d'abord secrets, furent peu à peu
divulgués et finirent par devenir publics. A la suite
des scènes dont elles étaient témoins chaque jour,
d'autres religieuses, treize environ, furent frappées
plus ou moins gravement du même mal, six entièrement possédées. C'étaient les jeunes qui étaient
atteintes, et les plaisants du temps s'amusaient à
dire que les diables faisaient preuve de bon goût.
La contagion gagna la ville et, de proche en proche,
les villes voisines, attaquant toujours uniquement
les femmes et même les jeunes filles de préférence.
Toutes les religieuses furent exorcisées, et toutes
accusèrent Grandier. Richelieu chargea le conseiller d'État Laubardemont, sa créature, de terminer
cette affaire. Celui-ci choisit une commission de

douze juges, et, avec ce conseil, procéda à l'instruction. Elle dura huit mois, pendant lesquels les
religieuses ne cessèrent d'être exorcisées deux fois
par jour. Urbain Grandier, convaincu à l'unani-
mité, fut brûlé vif à Loudùn, environ deux ans
après l'époque où on avait commencé à l'accuser
de magie. Au dehors de la commission, l'opinion
fut divisée. Les protestants, entre autres, tenaient
que les juges étaient gagnés, les religieux exorcistes ennemis de Grandier ou complaisants de
Laubardemont; que les religieuses n'avaient fait
que répéter en public une comédie étudiée d'avance,
et que la fin de tout cela était la perte jurée de
Grandier. Notons, en passant, qu'à Louviers, vers
le même temps, quinze religieuses se disaient également possédées par le fait de leur confesseur. Le
confesseur étant mort, on brûla son cadavre.

Quelles étaient donc ces scènes extraordinaires ?
Les religieuses exorcisées répondaient en latin, au
milieu d'accès dont le récit nous a été heureuse-
ment conservé dans les procès-verbaux de l'instruction . « Asmodée, l'un des diables qui possédaient la sœur Agnès, ayant paru, fit bientôt voir
sa plus haute rage, secouant diverses fois la fille
en avant et en arrière, et la faisant battre comme
un marteau, avec une si grande vitesse que les
dents lui en craquaient; outre ces agitations, son

visage devint tout à fait méconnaissable, son regard furieux, sa langue prodigieusement grosse, longue et pendante hors de la bouche, livide et sèche à tel point que le défaut d'humeurs la fit paraître toute velue, sans être cependant aucunement pressée des dents et sans que la respiration cessât d'être toujours égale. Béheret, qui est un autre démon, fit un second visage riant et agréable, qui fut encore diversement changé par deux autres démons, Acaph et Achaos, qui se produisirent l'un après l'autre ; commandement ayant été fait à Asmodée de demeurer ferme et aux autres de se retirer, le premier visage revint. »

Exorcisme de la sœur Agnès…. « Après diverses autres contenances, elle porta un pied par le derrière de la tête jusqu'au front, en sorte que les orteils touchaient quasi le nez. » Exorcisme de la sœur Elisabeth : « Cet esprit malin exerça sur son corps de grandes violences et donna des marques horribles de sa rage. Il la renversa trois fois en arrière en forme d'arc en sorte qu'elle ne touchait au pavé que de la pointe des pieds et du bout du nez. » Exorcisme d'une autre religieuse : « Le démon parut sur son visage, selon le commandement que lui en fit son exorciste ; il l'assouplit et la rendit souple et maniable comme une lame de plomb. L'exorciste lui plia ensuite le corps de diverses façons, en arrière et en avant, et des deux côtés, en sorte qu'elle touchait presque la terre de la tête, le démon la retenant dans la posture où elle avait été mise jusqu'à ce qu'on la changeât, n'ayant, durant ce temps qui fut assez long, aucune respiration par la bouche, mais seulement un petit souffle par le nez. Elle était presque insensible, puisque le père lui prit la peau des bras et la perça d'outre en outre avec une épingle, sans qu'il en sortît du sang ou que la fille en témoignât aucun sentiment. Le démon Sabulon porta cinq ou six fois le pied gauche de la sœur par dessus l'épaule à la joue, tenant cependant la jambe embrassée du même côté. Durant toutes ces agitations, son visage fut fort différent et hideux, sa langue grosse, livide et pendante jusqu'au menton et nullement pressée des dents ; la respiration égale, les yeux immobiles, toujours ouverts sans cligner. Il lui fit après cela une extension de jambe en travers qui fut telle qu'elle touchait du périnée contre terre. Pendant qu'elle était dans cette position, l'exorciste lui fit tenir le tronc du corps droit et joindre les mains. »

Tous ces faits eurent pour témoin, qui les certifia de sa main, Gaston d'Orléans, le frère de Louis XIII. Deux exorcistes, le P. Lactance et le P. Tranquille, moururent en peu de temps avec

l'idée qu'ils étaient possédés, et éprouvèrent les
symptômes de la possession. Un autre, le P. Surin,
d'une réputation d'honnêteté incontestée, et qui
exorcisa seulement après la mort de Grandier,
tomba aussi dans ces accidents, qu'il décrit avec
une grande naïveté. « Tant y a que depuis trois
mois et demi je ne suis jamais sans avoir un diable
auprès de moi en exercice..... Le diable passe du
corps de la personne possédée, et, venant dans le
mien , m'assaut et me renverse, m'agite et me
traverse visiblement, en me possédant plusieurs
heures, comme un énergumène. Je ne saurais vous
expliquer ce qui se passe en moi durant ce temps,
et comme cet esprit s'unit avec le mien, sans m'ô-
ter ni la connaissance, ni la liberté de mon âme,
en se faisant néanmoins comme un autre moi-
même, et comme si j'avais deux âmes dont l'une
est dépossédée de son corps, de l'usage de ses
organes, et se tient à quartier en voyant faire celle
qui s'y est introduite..... Quand je veux, par le
mouvement de l'une de ces deux âmes, faire un
signe de croix sur ma bouche, l'autre me détourne
la main avec grande vitesse, et me saisit le doigt
avec les dents pour me mordre de rage..... Quand
je veux parler, on m'arrête la parole ; à la messe,
je suis arrêté tout court ; à table, je ne puis porter le morceau à la bouche ; à la confession, je

m'oublie tout à coup de mes péchés, et je sens le
diable aller et venir chez moi comme en sa maison. Ce n'est pas un seul démon qui me travaille,
ils sont ordinairement deux. »

Il se passa dans cette affaire de l'exorcisme des
religieuses quelques faits qui ne sont pas nets. Les
diables ayant annoncé, à diverses reprises, que
des pactes tomberaient du haut de l'église, ou
qu'ils graveraient un nom sur la main de deux ou
trois possédées, les prédictions se vérifièrent. On
pensait que la supérieure avait la faculté de rester
suspendue en l'air, et un jour qu'elle était ainsi,
les enthousiastes criaient au miracle, quand un
incrédule, soulevant sa robe, fit voir qu'elle touchait la terre avec la pointe d'un de ses pieds. Le
comte de Lude étant allé à Loudun, et voulant savoir à quoi s'en tenir sur les merveilles racontées,
feignit de vouloir constater l'authenticité de reliques qui lui avaient été léguées par ses ancêtres,
et demanda qu'il lui fût permis de s'assurer si le
diable en ressentirait la vertu. Les exorcistes les
prirent de sa main et les appliquèrent à la prieure,
qui aussitôt fit des cris horribles et des contorsions
épouvantables. Au plus fort de ses accès, on lui
ôta le reliquaire, et à l'instant elle redevint aussi
tranquille qu'elle était auparavant. L'exorciste se
tournant alors vers le comte, lui dit: « Je ne crois

pas, monsieur, que vous doutiez maintenant de la
vérité de vos reliques. Je n'en doute pas plus, re-
partit celui-ci, que de la vérité de la possession; »
et à l'instant il ouvrit la boîte, dans laquelle on ne
vit, au lieu de reliques, que de la plume et du
poil. « Ah! monsieur, s'écria le prêtre, pourquoi
vous êtes-vous moqué de nous? — Mais vous,
mon père, répliqua le comte, pourquoi vous mo-
quez-vous de Dieu et du monde? »

Il m'a paru curieux de voir, à la distance des
temps, les procès-verbaux des séances de cette
instruction, et j'ai vu en plusieurs endroits, à côté
de la signature de Laubardemont et de grands personnages, la signature, cette fois on dirait bien la
griffe, d'Asmodée et de Satan. (Manuscrits de la
Bibliothèque nationale.)

Les caractères auxquels on reconnaissait dans
ces temps la possession étaient : 1° la connaissance
des pensées non exprimées ; 2° l'intelligence des
langues inconnues ; 3° la faculté de parler des langues inconnues ou étrangères; 4° la connaissance
des événements futurs ; 5° la connaissance de ce
qui se passe dans les lieux éloignés ou situés hors
de la portée de la vue ordinaire; 6° l'exaltation
subite des facultés intellectuelles; 7° un développement des forces physiques supérieur à l'âge ou
au sexe de celui qui les présentait ; 8° la suspen-

sion du corps en l'air pendant un temps considérable.

Après les Ursulines de Loudun, viennent les trembleurs des Cévennes. La révocation de l'édit de Nantes inaugura une persécution contre les protestants. Cette persécution, rude partout, le fut davantage dans les provinces, et principalement dans les campagnes, où le zèle est moins contrôlé. On empêchait les gens de se réunir, on allait jusqu'à leur enlever leurs enfants pour les élever dans la religion catholique. Dans les Cévennes, l'exaltation des protestants ainsi poursuivis fut extrême, et se manifesta par des signes singuliers. On était réuni dans des lieux déserts, à l'insu de l'autorité, pour chanter en commun des psaumes : soudain quelqu'un des assistants était jeté à la renverse, tremblait de tout son corps, puis prêchait et prophétisait. Après lui, un autre continuait, et quelquefois même deux ou trois prêchaient en même temps ; ceux en qui se montraient ces signes obtenaient sur le reste un grand ascendant. Il y en eut en peu de temps plusieurs milliers. On leur a donné le nom de *Trembleurs des Cévennes*. Cette fois, ce furent des hommes chez lesquels se passèrent ces phénomènes extraordinaires, les réunions éloignées et clandestines ayant dû être peu fréquentées par les femmes. On vit un grand nombre

d'enfants tomber dans cet état, prêcher et prophé-
tiser à leur tour, même, dit-on, des enfants de
trois ou quatre ans, et qui, habitués au patois,
parlaient en français; quelques trembleurs s'exprimaient en des langues inconnues. Ils avaient la
prétention d'apercevoir en esprit leurs persécu-
teurs à une grande distance, et de lire dans la
pensée, pour démasquer les traîtres. Un nommé
Clary confondit ainsi deux espions, qui avouèrent.
L'insensibilité extérieure était portée chez eux à
un haut degré. Un jeune homme, en sentinelle sur
un arbre, tomba de douze pieds de haut sans se
faire aucun mal. Mieux que cela, pour prouver
qu'il n'était pas d'intelligence avec les espions
qu'il avait démasqués, Clary demanda et obtint
l'épreuve du feu : on plaça autour de lui, à la vue
de l'assemblée, une grande quantité de branches
sèches auxquelles on mit le feu et qu'on réduisit
en cendres, sans qu'il parût éprouver ni douleurs
ni suffocations. Le prophète le plus célèbre fut
une jeune fille de seize à dix-sept ans, connue
sous le nom de *la Bergère de Cret*, qu'on allait
voir de très-loin. Elle avait l'apparence d'une personne endormie sans aucun mouvement convulsif.
Elle était d'une insensibilité complète à toute sorte
d'excitations ; ne connaissant, dans son état ordinaire, que très-imparfaitement le français, elle

s'expliquait alors dans cette langue très-purement ;
n'ayant jamais appris que son *Pater* et son *Credo*,
elle faisait pendant son sommeil des prières admirables et excellentes ; quand elle sortait de son
sommeil, elle ne se souvenait de rien de ce
qu'elle avait dit ; elle soutenait qu'elle avait fort
bien dormi, quoiqu'elle eût parlé pendant quatre
ou cinq heures, presque sans prendre de repos ;
elle faisait des prédictions pendant son sommeil ;
elle n'en sortait pas d'elle-même, mais demandait
qu'on l'éveillât.

Pendant que les hommes, pour la plupart, donnaient le spectacle que nous avons dit au milieu
des champs ou des bois, dans les villes, les femmes
en faisaient autant. Le maréchal de Villars, qui a
terminé les troubles des Cévennes, dit : « J'ai vu
des choses que je n'aurais pas crues si elles ne
s'étaient point passées sous mes yeux : une ville
entière dont toutes les femmes et toutes les filles,
sans exception, paraissaient possédées du diable.
Elles tremblaient et prophétisaient publiquement
dans les rues. »

Ce fut aussi dans une secte religieuse persécutée
que se manifestèrent les faits étranges qu'on a appelés les Convulsions de Saint-Médard. On connaît
l'histoire du jansénisme : les cinq propositions
théologiques présentées comme extraites de Jan-

sénius dénoncées à Rome ; la lutte antour de ces
propositions : d'un côté le gouvernement de
Louis XIV et les jésuites, de l'autre les solitaires
de Port-Royal ; *les Provinciales* sortant de cette
querelle ; la question d'orthodoxie abandonnée
pour une question de fait : à savoir si les propositions condamnées à Rome étaient ou non dans
Jansénius ; la signature du formulaire qui portait
contre les propositions et contre Jansénius ; les
douleurs de ceux qui consentirent à signer et la
proscription de ceux qui refusèrent : Port-Royal
rasé (1710); les sépultures violées et les corps dis-
persés dans divers cimetières ; enfin la part d'action et de courage qui, dans cette lutte, revient
aux religieuses, ayant à leur tête les femmes de la
famille d'Arnauld et de Pascal. Plus tard, l'orage
se reforma. Le P. Quesnel, de l'Oratoire, avait
écrit un livre intitulé : *Réflexions morales sur*
le Nouveau Testament, où l'on crut reconnaître
les principes de Jansénius. Il fut condamné en
1714, par le pape, dans la bulle *Unigenitus*. Les
difficultés du formulaire reparurent pour la bulle :
un grand nombre de jansénistes refusèrent d'y
souscrire, en appelant au futur concile, d'où on les
nomma les appelants, et, avec les oppositions, revinrent les persécutions. Parmi les appelants se
distingua le diacre Pâris, qui refusa une cure pour

éviter d'adhérer à la bulle, consuma sa fortune
en œuvres de charité, vécut ensuite dans la pau-
vreté et le travail, mourut en odeur de sainteté
(1727), et fut enterré au cimetière de Saint-Médard.
Des malades qui visitèrent son tombeau pensèrent
être guéris ; ils publièrent ce miracle, et la foule
vint au tombeau. Bientôt des femmes enthousiastes
du jansénisme, frappées de l'intercession de Dieu
en sa faveur, tombèrent là en convulsions, d'autres femmes après elles, par contagion, et, à la
suite, des guérisons merveilleuses, guérisons cons-
tatées avec une telle autorité, que la haine de parti
elle-même ne put alors les réfuter suffisamment.
Le gouvernement, qui favorisait les jésuites, vit
avec déplaisir cette faveur renaissante du jansénisme : il ordonna la clôture du cimetière et le fit
garder. L'archevêque de Paris interdit les visites
au tombeau, et plusieurs convulsionnaires furent
emprisonnés. Tout le monde connaît la plaisanterie qui fut faite alors ; on trouva sur la porte du
cimetière cette inscription :

> De par le roi, défense à Dieu
> De faire miracle en ce lieu.

C'était en 1732 ; les miracles ne se firent plus
au cimetière, puisqu'il était gardé, mais ils continuèrent ailleurs, en plusieurs endroits avec des

effets moins violents, par l'absence du spectacle, en d'autres avec le caractère primitif. Un témoin considérable, Carré de Montgeron, conseiller au Parlement de Paris, écrivit ce qu'il avait vu, dans un livre intitulé : *La vérité des miracles de Pâris* (1737-1748). Dans sa sincérité, il présenta ce livre à Louis XV, qui le fit enfermer à la Bastille, puis l'envoya en exil, où il mourut. Des faits tout pareils sont attestés, en 1859, par du Doyer de Gastel et par un homme illustre, La Condamine. On retrouve d'abord ici ce que l'on vient de voir chez les trembleurs des Cévennes : une exaltation des facultés intellectuelles, le don de parler avec éloquence des choses sur lesquelles, dans l'état ordinaire, on eût été en peine de s'exprimer ; chez nos convulsionnaires jansénistes, le texte ordinaire des sermons est le péché originel, la nécessité du secours divin, toutes les vérités condamnées dans la bulle ; — la découverte du secret des cœurs ; — la prévision de l'avenir : les convulsionnaires prédisaient volontiers la conversion des juifs et la résurrection du prophète Elie, pour remettre toutes choses dans l'ordre, suivant les promesses de l'Evangile ; ils donnèrent en outre des consultations pour les malades, déclarant l'état, la marche et la fin des maladies ; — influence de l'état de convulsion sur la vie ordinaire : un

M. Fontaine, ayant prédit qu'il resterait quarante jours sans manger, resta quarante jours
sans manger. Si quelques-uns, oubliant ce qu'ils
avaient dit en convulsion, voulaient manger dans
l'intervalle fixé pour le jeûne, ils ne le pouvaient
absolument pas, ils ne pouvaient ingérer aucun
aliment : — le penchant à faire des *représentations* de différentes scènes : ordinairement il s'a-
gissait de figurer la passion de Jésus-Christ, ou
les supplices que devaient un jour souffrir les infidèles après la venue d'Élie. Leur physionomie
peignait, avec la vérité la plus frappante, tous les
sentiments, toutes les sensations qu'ils voulaient
représenter. Pendant qu'ils étaient étendus pour
figurer le crucifiement, on voyait sur plusieurs se
former des rougeurs, ou d'autres marques, précisément aux endroits où les mains de Jésus-Christ
ont été percées par des clous. — Mais rien n'égale
les prodiges d'insensibilité extérieure et de force
organique que les convulsionnaires feront paraître,
les terribles coups qui leur étaient administrés
sous le nom de *secours*.

III

Nous ne savons plus aujourd'hui ce que c'est que la baguette divinatoire : elle a eu autrefois un grand crédit dans toute l'Europe. Elle tournait entre les mains de celui qui la portait, quand il passait sur un lieu où se trouvait une source. Le Brun en raconte les merveilles en homme qui croit marcher sur les terres du diable :

« Plusieurs personnes, dit-il, trouvent de l'eau par ce moyen. On en est venu aux pierres qui servent de limites pour le partage des fonds. Cette baguette par son mouvement les indique. Si les bornes sont dans la même place où les avaient mises les possesseurs des fonds, la baguette ne tourne pas seulement sur les bornes, elle tourne aussi sur l'espace qui est entre les deux, et fait ainsi passer celui qui la tient par la ligne que l'on appelle de séparation. Que si la borne n'est plus dans sa première place, la baguette tourne seulement sur cette borne et ne tourne point lorsqu'on s'en éloigne ; on parcourt alors le champ jusqu'à ce que la baguette, par un tournoiement, indique l'endroit d'où on l'a malicieusement tirée.

» Avant la défense de M. le cardinal Le Camus, l'usage en était très-commun dans le Dauphiné. Beaucoup de gens de la campagne, hommes, garçons et filles, vivaient du petit revenu de leur baguette ; et une infinité de différends touchant les limites se terminaient par cette voie ; on avait volontiers recours à ces juges qui portaient en leur main la justice et toutes les lois de leur tribunal. La sentence était promptement expédiée, et les frais en étaient modiques : cinq sols étaient le prix fixe de la découverte, aussi bien que de la vérification d'une limite.

» Pour découvrir les choses les plus cachées de près et de loin, on consultait la baguette sur le passé, le présent et l'avenir. Elle baissait pour répondre oui, et elle s'élevait pour la négative. Il était indifférent d'exprimer sa demande de vive voix ou mentalement.

» Le R. P. Ménétrier, jésuite, écrit que, depuis les expériences célèbres qu'on a fait faire à Aymar, on a vu des essaims de chercheurs de sources par le moyen de la baguette suivre comme lui les pistes des voleurs, découvrir l'or ou l'argent caché... A combien d'effets, poursuit-il, s'étend aujourd'hui ce talent ? Il n'a point de limites. On s'en sert pour juger de la bonté des étoffes et de la différence de leur prix, pour démêler les innocents d'avec les coupables d'un tel crime. Tous les jours cette vertu fait de nouvelles découvertes inconnues jusqu'à présent. »

Ce sont là des légendes et des assertions; voici un fait attesté par l'historien des *Superstitions :* « Un président du parlement de Grenoble, aussi respectable par sa probité, par son esprit et son érudition, que par ses charges et par ses qualités, voulut bien permettre qu'on lui tînt les mains, lorsque étant à Grenoble et entendant parler des expériences de la baguette, je ne pouvais croire le fait. Je lui tins la main droite avec les deux mains, une autre personne lui tint la gauche, dans une allée de jardin sous laquelle il y avait un tuyau de plomb qui conduisait de l'eau dans un bassin. En un instant la baguette fourchue qu'il avait entre les mains, la pointe tournée vers la terre, s'éleva et se tordit si fort, que M. le président demanda

quartier, parce qu'on lui blessait les doigts. »
Encore ce magistrat n'est rien auprès du paysan
Jacques Aymar, qui, en 1692, muni d'une simple
baguette, suivit des assassins à la piste, sur terre
et sur mer, pas par pas, onde par onde. Le plus
sûr de l'affaire est qu'il y eut un malheureux de
dix-neuf ans qui, dénoncé par la baguette, fut
roué vif à Lyon.

Nous avons déjà parlé des exorcismes de Gassner, lors de sa rencontre avec Mesmer. Valentin
Greatrakes[1] se sentit, vers 1682, appelé à guérir
les écrouelles et d'autres maladies, par l'attouchement. « C'était, s'écrie le savant George Rust
(doyen de Conmor, puis évêque de Dromore en
Irlande), un homme simple, aimable, pieux,
étranger à toute fourberie. Par l'application de sa
main, il faisait fuir la douleur et la chassait par
les extrémités. L'effet était quelquefois très-rapide, et j'ai vu quelques personnes guéries comme
par enchantement. Si la douleur ne cédait pas
d'abord, il réitérait les frictions, et faisait ainsi
passer le mal des parties les plus nobles à celles
qui le sont moins, et enfin jusqu'aux extrémités.
Je puis affirmer, comme témoin oculaire, qu'il a
guéri des vertiges, des maux d'yeux et des maux

[1] Voyez Deleuze, *Histoire critique du magnétisme animal,*
2° volume.

d'oreilles très-graves, des épilepsies, des ulcères invétérés, des écrouelles, des tumeurs squirrheuses et cancéreuses au sein. Je l'ai vu amener à maturité, dans l'espace de cinq jours, des tumeurs qui existaient depuis plusieurs années.

» Ces guérisons surprenantes ne m'induisent point à croire qu'il y eût quelque chose de surnaturel ; lui-même ne le pensait point, et sa manière de guérir prouve qu'il n'y avait ni miracle ni influence divine. La cure était souvent fort lente ; plusieurs maladies ne cédaient qu'à des attouchements réitérés ; quelques-unes même résistaient à tous ses soins, soit qu'elles fussent trop invétérées, soit à cause de la complexion du malade. Il paraît qu'il s'échappait de son corps une émanation balsamique et salutaire. »

Au témoignage du savant théologien on peut joindre celui de deux médecins célèbres, Fairelow et Astelius, qui ont examiné longuement les guérisons opérées par Greatrakes et parlent de lui avec une grande admiration.

Le mesmérisme se rattache à une tradition plus directe, qui s'est développée pendant un siècle et demi. Le nom même de magnétisme animal est significatif : il témoigne de l'impression qu'avait produite sur les esprits le magnétisme de la physique ; l'action à distance et l'explication de cette action par un fluide étaient des analogies toutes trouvées, qui frappaient les esprits. En 1640, Gilbert, médecin de la reine Élisabeth, publie un traité *de l'aimant*, où il en exalte les vertus. C'est de ce savant homme que Bacon a dit spirituellement, pour caractériser l'esprit de système : « Tan- » dis qu'il étudiait les aimants, devenu aimant » lui-même, il attirait tout à lui. » En 1640, c'est le P. Kircher, jésuite allemand, qui publie un traité sur le même sujet. Il raconte que de son temps on faisait avec l'aimant divers appareils, tels que des aimants que l'on portait au cou, au bras et sur d'autres parties du corps, pour calmer les convulsions, pour guérir les douleurs et les maladies nerveuses. Vers le milieu du xviiie siècle, le P. Hell, jésuite et astronome hongrois, de qui nous avons déjà parlé dans la *Vie* de Mesmer, fabriqua aussi des aimants curatifs. Un médecin des États-Unis, Elisha Perkins, attribua aux métaux de l'influence sur les corps vivants. En conséquence, il fit construire un instrument long de deux pouces et demi, composé de différents métaux, appelé *tracteur métallique.* « Pour guérir, dit Deleuze, plusieurs affections locales et particulièrement les douleurs inflammatoires, il suffit de promener lentement la pointe du tracteur sur la partie affectée, en suivant la direction des principaux nerfs, et cela vingt ou trente minutes de suite, deux ou trois fois par jour. La maladie cède quelquefois à la première opération ; souvent aussi la guérison exige plusieurs semaines. On fit avec le plus grand soin l'expérience des tracteurs métalliques dans les hôpitaux de Philadelphie. Un grand nombre d'hommes éclairés, parmi lesquels on compte des physiciens, des naturalistes, quarante-deux médecins ou chirurgiens des plus distingués, attestent l'utilité de cette découverte, qui fut approuvée par le gouvernement. » Benjamin Perkins, fils de l'inventeur, ayant porté des tracteurs à Londres en 1798, en fit publiquement l'essai dans les hôpitaux ; il obtint une patente qui lui assurait le privilége exclusif de les vendre, et il fit imprimer la relation des cures opérées par ce moyen sur les hommes et sur les chevaux.

IV

Tables tournantes.

C'était au commencement de mai 1853, l'hiver
ne finissait pas, les amusements de l'année étaient
épuisés ; en fait de merveilles, quelquefois on suspendait dans un verre, par un fil léger ou un cheveu une bague, qui, la main restant immobile, se
mouvait dans le sens voulu par l'opérateur et frap-
pait le nombre de coups qu'il avait pensé. Mais
cette merveille datait de longtemps. Cependant on
attendait quelque chose. Déjà on essayait de développer cette première expérience, et le cheveu suspendu profitait : il disait l'âge des personnes sur
lesquelles on le consultait. Il pouvait aller loin,
quand il nous vint une nouvelle étrange. Plusieurs

personnes étant rangées autour d'une table et formant une chaîne, la table tournait, lentement en premier lieu, puis avec une telle vitesse qu'il fallait courir pour la suivre. On essaya, timidement et assez gauchement d'abord : on ne savait pas trop comment s'y prendre; mais on connut bientôt la méthode. Il fallait, pour le moral, fixer son attention sur le fait à produire; pour le physique, placer le petit doigt de la main droite sur le pouce du voisin de droite, ou le petit doigt de la gauche sur le pouce du voisin de gauche, selon qu'on voulait que la table tournât à droite ou à gauche. Ce fut à qui réussirait. Réussir prouva la chose, ne pas réussir ne prouva rien, car on distingua vite entre les sujets qui faisaient l'expérience, les uns bons, les autres mauvais, qui n'avaient pas ce qu'il fallait pour cela. Le fait produit, on l'expliqua, et généralement ainsi : tout le monde sait ce que c'est qu'un fluide et qu'il y a un fluide dans notre corps; supposez qu'il s'échappe par les extrémités des doigts, il passe dans la table, où il circule, et voilà ce qui fait que la table tourne. Mais on comprend aussi qu'il n'est pas égal en tous les hommes.

Ce fut une passion et tout fut oublié. Dans un pays spirituel, dans des salons ordinairement animés d'une conversation piquante, on a vu pendant plusieurs mois des Français et des Françaises, qu'on accuse d'être légers, assis des heures entières autour d'une table, sérieux, immobiles, muets, les doigts étendus, les yeux obstinément fixés sur un même point et l'esprit obstinément fixé sur une même idée, dans une attente pleine d'angoisses, tantôt se relevant épuisés par des efforts inutiles, tantôt, si un mouvement se déclarait, si un craquement s'entendait, troublés et jetés hors d'eux-mêmes, poursuivant le meuble qui fuyait. Il n'y eut pas d'autre occupation et d'autre conversation pendant tout un hiver. Il y eut un beau moment, le moment de la première ferveur, de la confiance et de l'enthousiasme qui font réussir. Quelles dissertations profondes sur les fluides ! Quels triomphes modestes de ceux qui avaient du fluide, quelles humiliations de ceux qui n'en avaient pas ! quel feu pour propager la religion naissante ! quelle affection entre adeptes ! quelle indignation contre les esprits forts ! Ce fut l'âge héroïque des tables tournantes. Après les premiers jours d'anarchie, où les rangs étaient confondus, les talents supérieurs se déclarèrent, il y eut les initiateurs et la foule. En l'absence des initiateurs, tout languissait ; à leur entrée, le salon prenait une figure nouvelle, on sentait qu'on passait à quelque chose de sérieux. Ils commandaient et on obéissait, ils prononçaient sur les cas difficiles, ils mettaient les tables en mouvement, puis ils se retiraient, laissant le menu peuple courir après. Ils furent un moment des personnages ; maintenant, rentrés dans la vie privée, ils y ont conservé une sorte de dignité triste.

Toute chose profite ou meurt. Pour changer le mouvement de la table, on avait changé la position des mains ; on s'affranchit de cette nécessité matérielle : la volonté suffit. On ordonna à la table de tourner, de s'arrêter, d'aller à droite ou à gauche, elle obéit. On espéra tout. On avait trop réussi. La crise arriva, les tables tournantes eurent à souffrir à la fois de leurs amis et de leurs ennemis. C'était un ami assez fàcheux, ce Victor Hennequin, ancien fouriériste, qui écrivait dans la *Presse* du 16 septembre et des 4 et 15 octobre 1853 : « Après avoir fait tourner des tables et des chapeaux, j'ai laissé là depuis longtemps les moyens vulgaires. J'ai poussé le phénomène des tables tournantes à ses dernières limites et le mouvement de la table s'est changé en une voix que j'entends dans mon oreille : elle m'a inspiré et dicté tout un livre. Elle m'a ordonné d'intituler ce livre : *Sauvons le genre humain*. Cette voix est celle de *l'âme de la terre*. Ma main posée sur le papier se meut d'elle-même, et répond avec la plume à mes questions. C'est un système complet, plein de

clarté, d'harmonie et de pureté morale. Je me
suis vu initié à l'organisation générale de l'univers, à la vie des âmes, à l'astronomie que
j'ignorais entièrement. Je suis le délégué le plus
voisin de Dieu auprès de l'humanité. La terre
allait perdre tout récemment sa dernière chance
de salut, on allait la supprimer du tourbillon, si
l'âme de la terre n'avait demandé un sursis qui
lui a été accordé. Elle en a profité pour multiplier les phénomènes magnétiques, afin d'impressionner les esprits ; et, pendant que chacun s'interrogeait avec étonnement, elle a dirigé vers moi
et vers ma femme Octavie un cordon aromal
permanent qui m'a permis d'écrire un livre entier
intitulé : *Sauvons le genre humain ;* ce livre paraîtra prochainement ; je vous écris tout ceci avec
une lucidité entière. »

Cependant une communication scientifique donna
beaucoup à réfléchir. Le 13 mai, les *Débats* publièrent une lettre de M. Chevreul, l'académicien,
lettre qui avait paru vingt ans auparavant dans la
Revue des Deux-Mondes, et qui se rapportait
alors à un fait antérieur d'une vingtaine d'années.
Plusieurs personnes affirmaient, en 1812, qu'un
pendule formé d'un corps lourd et d'un fil flexible
oscille lorsqu'on tient la main au-dessus de certains corps, quoique le bras soit immobile, et

pressaient M. Chevreul de répéter l'expérience.
M. Chevreul la vit d'abord réussir entre les mains
d'une personne qui tenait ce pendule au-dessus
de l'eau, d'un bloc de métal ou d'un animal vivant,
et la vit réussir entre ses propres mains, quand il
mettait sous l'appareil une cuvette de mercure,
une enclume, divers animaux. Étaient-ce là en
effet les seuls corps qui eussent cette vertu? Il les
remplaça par du verre, de la résine, et les oscillations diminuèrent et s'arrêtèrent. Il échangea les
premiers corps et les seconds à plusieurs reprises,
même résultat. Les savants sont difficiles à con-
tenter. « Plus ces effets me paraissaient extraordinaires, dit M. Chevreul, et plus je sentais le besoin
de vérifier s'ils étaient étrangers à tout mouvement
musculaire du bras. » Il fit faire un support mobile sur lequel son bras portait, et il vit que plus
le bras était appuyé, plus le mouvement était
faible, et que si les doigts appuyaient eux-mêmes,
il cessait. Il se souvint de plus d'avoir été dans un
état tout particulier pendant qu'il faisait l'expérience, et, la répétant pour s'observer lui-même,
il reconnut en lui une *disposition ou tendance au
mouvement*, involontaire, mais d'autant plus satis-
faite que le pendule décrivait de plus grands arcs.
Il pensa que, s'il faisait l'expérience les yeux bandés, il y aurait d'autres résultats, ce qui ne manqua

point. « Pendant que le pendule oscillait au-dessus du mercure, on m'appliqua un bandeau sur les yeux, le mouvement diminua bientôt ; mais, quoique les oscillations fussent faibles, elles ne diminuaient pas sensiblement par la présence des corps qui avaient paru les arrêter dans les premières expériences. Enfin, à partir du moment où le pendule fut en repos, je le tins encore un quart d'heure au-dessus du mercure, sans qu'il se remît en mouvement. Pendant ce temps-là, et toujours à mon insu, on avait interposé ou retiré plusieurs fois soit le plateau de verre, soit le gâteau de résine. » Il conclut que la pensée d'un mouvement à produire peut mouvoir nos muscles, sans que nous ayons ni la volonté ni la connaissance de ce mouvement, et en dernière analyse, qu'il est facile de prendre des illusions pour des réalités. Il allait bientôt appuyer et étendre ses assertions dans un volume dont les méchants esprits, sans doute par vengeance, ont un peu brouillé les feuillets. Cette communication et l'opinion de M. Arago, exprimée quelques jours plus tard dans l'Académie, confirmèrent plusieurs personnes dans leur doute, et ramenèrent tous ceux qui ne s'étaient pas beaucoup avancés. Les tables tournèrent, du reste, comme si M. Chevreul et M. Arago n'avaient rien dit.

La Société royale de Londres écouta une communication là-dessus. L'illustre physicien M. Faraday s'était persuadé que le mouvement de la table venait du mouvement des mains des opérateurs, mouvement dont ils n'avaient pas conscience ; il se proposa de le leur rendre sensible. L'appareil consistait en quatre ou cinq plaques de carton très-lisses, unies entre elles par du mastic à demi dur, la plaque inférieure fixée de même façon à un morceau de papier de verre, qui était sur la table ; quand la table eut tourné, il enleva ses disques et montra que les supérieurs avaient glissé sur les inférieurs dans le sens de la table même. L'impulsion partait donc des mains et retardait en s'éloignant. Une autre fois, c'était une feuille de mica. Le mica collé à la table, elle tournait ; le mica libre, elle ne tournait pas. Pour achever sa démonstration, il inventa un appareil dont nous donnons l'idée principale. Une longue aiguille très-légère porte sur une tige, qui la divise en deux parties très-inégales, comme un levier ; elle appuie sa courte branche sur un disque de carton disposé comme précédemment. Le disque se déplace-t-il un peu, aussitôt l'aiguille tourne, et la longue branche considérablement. Dès que les opérateurs se mettaient à l'œuvre, la table étant encore immobile, l'aiguille tournait ; ils étaient ainsi avertis des mouvements involontaires de leurs mains, se tenaient sur leurs gardes, et l'expérience échouait.

« Bien des personnes, dit M. Faraday, ne savent pas combien il est difficile de presser exclusivement dans un sens vertical ou dans tout autre sens déterminé contre un obstacle fixe, ou même de savoir si l'on presse réellement ou non, à moins qu'elles n'aient un indicateur qui les en prévienne par un mouvement visible ou autrement. Cela arrive surtout lorsque les muscles des doigts et de la main ont été engourdis et qu'ils ont été rendus ou tremblants ou insensibles par suite d'une pression continue. » Il l'a constaté formellement sur lui-même et sur d'autres personnes. Il termine ainsi toute sa réfutation : « Je suis quelque peu honteux de l'avoir entreprise, car il me semble qu'au temps où nous vivons et dans notre pays, elle aurait dû être superflue. J'ose espérer qu'elle ne sera pas inutile. »

L'*Illustration* (9 juillet) et plusieurs journaux français rendirent compte de cette communication, qui fut d'un grand effet sur les partisans des tables tournantes. On fit observer aussi que l'action d'une force se communique toujours de proche en proche ; qu'une locomotive entraîne d'abord le premier wagon, puis le second, puis le troisième,

8

et on traita les aiguilles d'agréables jouets d'enfants.

D'autres attaques devaient encore partir de l'Académie. M. Babinet se moqua des tables tournantes, et, dans des articles de la *Revue des Deux-Mondes* (1ᵉʳ mai 1853, 15 janvier 1854), il proposa, comme explication du fait, la puissance irrésistible des mouvements naissants, la force de détente d'un muscle. C'est par cette force que des jeunes *filles électriques* ont lancé à distance des chaises en les brisant.

Les tables tournantes trouvèrent un défenseur, mais qui ne pouvait pas décider la victoire, car il n'était pas assez exalté pour les fanatiques ni assez exact pour les savants. M. Léon Foucault avait dit à plusieurs reprises des paroles désobligeantes pour la nouvelle science ; il ne lui suffisait pas d'avoir prouvé que la terre tourne, il voulait prouver aussi que les tables ne tournent pas ; M. Agénor de Gasparin trouve cette prétention inquisitoriale et la relève dans un article des *Débats* (30 août) qu'il devait développer en deux volumes. Que les tables tournent ou non, au fond peu lui importe, et il accorde « qu'il est impossible » de démontrer mathématiquement qu'une action » musculaire inconsciente ne détermine pas le » mouvement », quoiqu'il ait vu des personnes ne pouvoir réussir quelquefois à mouvoir une table, malgré leur bonne volonté, et d'autres fois la mouvoir au bout de deux ou trois minutes. « Il suffit que le doute soit permis, le doute doit prévaloir. Vous voyez, ajoute-t-il, que je suis de bonne composition. » Mais voici ce qui ne laisse pas la moindre prise au doute : les tables accomplissent des ordres non exprimés. Par-devant des témoins graves, il a expérimenté sur une table de frêne, lourde et les trois pieds bien espacés. On avait décidé, pour que le fait fût concluant, que la table devait obéir douze fois de suite, sans la moindre erreur ; elle a obéi jusqu'à vingt et trente fois. Dix personnes se mettant autour, un des témoins inscrivait sur un morceau de papier le nombre de coups que devait, selon lui, frapper la table, puis il montrait en secret le papier à celui des expérimentateurs qu'il chargeait de donner l'ordre. Toutes les autres personnes qui entouraient la table avaient les yeux fermés et ne les ouvraient qu'à la fin de l'opération, pour prévenir toute idée de complicité. L'opérateur adressait ordinairement l'ordre au pied placé devant lui, sur lequel, par conséquent, il n'avait aucune action physique. La table a toujours frappé le nombre de coups indiqué, n'en frappant aucun quand le papier portait un zéro. On a comparé les forces

des opérateurs. Deux d'entre eux donnaient deux
ordres différents à la table ; elle obéissait au plus
fort, s'arrêtait en chemin lorsque le nombre com-
mandé par ce dernier était plus faible, et pour-
suivait dans le cas contraire, mais de mauvaise
grâce. « Rien, dit M. de Gasparin, n'était plus co-
mique que la difficulté visible avec laquelle elle
achevait sa tâche depuis le moment où les deux
chiffres et les deux volontés cessaient de coïncider.
Rien n'était plus significatif que sa vigueur, sa
prestesse et son élan, dès qu'on invitait l'adver-
saire à cesser son opposition. On eût dit une
voiture à laquelle on ôte brusquement son sabot
et qui roule précipitamment sur la pente. Enfin
on a trouvé la balance exacte des actions. A la
personne la plus puissante on a opposé plusieurs
adversaires réunis ; les uns ont été vaincus, les
autres ont fait équilibre. Tout cela s'est accompli
à maintes reprises, avec des précautions minu-
tieuses, en présence de témoins soupçonneux, et
qui ne se sont rendus qu'à l'évidence absolue. »
On comprend qu'après avoir mentionné de telles
merveilles, M. de Gasparin ne cite qu'en passant
des faits de peu d'importance, une table faisant
tourner, puis jetant par terre un homme qui pe-
sait quatre-vingt-sept kilogrammes, et des faits
qui, dit-il n'ont pas un caractère scientifique :

l'imitation des airs chantés, les danses, l'exécution inévitable de l'ordre : « Frappe des coups énormes, frappe des coups très-petits, qu'on les entende à peine. »

Quant à l'explication des faits, on pourrait, à la rigueur, s'en dispenser, car on n'a pas expliqué encore comment notre volonté se communique à toutes les parties de notre corps; mais M. de Gasparin veut bien proposer une explication fondée sur le fluide humain lancé par la volonté humaine; il prétend s'en tenir à la physique et propose sa théorie pour prouver qu'il n'y a pas besoin d'être sorcier pour produire le fait en question; nous devons lui donner acte de cette bonne intention.

Il y eut, c'était inévitable, de mauvaises plaisanteries. On raconta qu'une table mue par des priseurs ayant éternué, une autre, mue par des avocats, avait répondu : « Dieu vous bénisse. » Le *Siècle* prétendit que des matelots, ne pouvant faire virer un navire, avaient fait la chaîne magnétique et que le navire avait viré. On devrait avertir quand on rit : plusieurs crurent le fait du *Siècle* et partirent de là pour assurer qu'avec une volonté ferme, sans y mettre les mains, les matelots auraient levé l'ancre.

Aux tables tournantes la malveillance opposa les tables volantes. Les tables volaient déjà depuis vingt-deux ans ; la merveille à la mode se trouvait dépassée. On rapporta (*Illustration*, 25 juin) de Sibérie une lettre de M. Tscherepanoff, qui aurait vu, en 1831, des lamas ordonner à des tables de suivre leurs gestes et les laisser retomber pour observer la direction de la chute, qui est justement la direction d'un objet dérobé qu'on recherche. On ajoutait que les Chinois jouaient de temps immémorial au jeu des tables tournantes.

Les vrais croyants ne se laissaient pas émouvoir par ces plaisanteries. Quant à l'ancienneté du fait, cela même leur était un argument. Quelques-uns allèrent chercher des appuis jusque dans l'antiquité sacrée. Pour s'en tenir à la profane, sans discuter l'histoire des flèches d'Hercule, qui allaient où leur maître voulait, on approfondit la vertu que les anciens attribuaient à une volonté forte. On se rappela que la Pythie de Delphes rendait sur un trépied les oracles célèbres par lesquels la Grèce se conduisait. On la fit d'abord jeune, plus tard âgée au moins de cinquante ans, mais toujours elle montait sur le trépied. En outre, on trouve dans Homère la mention expresse des trépieds de Vulcain qui allaient d'eux-mêmes à l'assemblée des dieux et en revenaient, spectacle merveilleux à voir. Quel jour jeté sur la question ! comme dirait l'auteur du *Mystère dévoilé*.

V

Spiritisme. — Esprits frappeurs.

Le phénomène languissait; on en avait épuisé trop vite toutes les curiosités ; il était temps que quelque chose, pour ainsi dire, le rajeunît ; c'est ce qui arriva. Il vint de singulières nouvelles d'A- mérique. C'était dans le village d'Hydesville, État de New-York. Une nuit de l'année 1847, un M. Weekman entend frapper à sa porte, ouvre, ne voit personne, entend frapper encore, ouvre de nouveau sans rien voir, et, fatigué de cette scène qui se renouvelle, quitte la maison. Il est remplacé par le docteur John Fox et sa famille, composée de sa femme et de deux de ses filles, l'une de quinze ans, l'autre de douze. Les bruits qui avaient chassé

M. Weekman se répètent et semblent inexplicables, jusqu'à ce que la fille aînée de M. Fox s'a-
vise de frapper dans ses mains plusieurs fois en
invitant le bruit à lui répondre. Il répond en effet.
La mère survient et engage la conversation ; elle
entend dire l'âge de ses enfants. « Si tu es un esprit, frappe deux coups. » Deux coups sont frappés. « Es-tu mort de mort violente ? » Deux coups.
« Dans cette maison ? » Deux coups. « Le meurtrier est-il vivant ? » Deux coups. En convenant
avec l'esprit qu'on récitera un alphabet et qu'il
frappera pour désigner la lettre voulue, on apprit
que l'interlocuteur s'appelait Charles Rayn, qu'il
avait été enterré dans la maison même par le
meurtrier, que sa femme était morte depuis deux
ans, et qu'il avait laissé cinq enfants encore tous
vivants. Peu à peu on convint avec lui de certaines
abréviations, pour causer plus vite, et, quand la
famille Fox déménagea pour se rendre à Roches-
ter, l'esprit déménagea avec elle. Enfin, au bout
de quelque temps d'un commerce assidu avec cet
esprit, la famille Fox fut en état d'en évoquer
d'autres. Les trois femmes conduisirent tout.

En février 1850, on constate authentiquement
les mouvements des tables où les esprits résident,
et autour desquelles on fait le cercle obligé, les
mains sans bras qui frappent les assistants, la vue

d'un fluide grisâtre, et toute espèce de bruits, d'a-
gitations et de phosphorescences dans la pièce où
l'opération a lieu.

La famille Fox se transporta alors à New-York,
où l'attendaient les plus grands succès. Il y eut
bien quelques ennuis, quelques rapports fàcheux
de personnes incrédules, et surtout une lettre de
Mme Norman Culver, une parente de la famille,
qui divulguait le secret qu'elle tenait, disait-elle,
des trois femmes elles-mêmes. A l'entendre, les
coups étaient produits par un jeu de l'orteil, au
besoin de la cheville; il n'y avait qu'à chauffer le
pied et l'exercer convenablement. En le plaçant à
des endroits choisis, on produisait des bruits à volonté, qui paraissaient partir de différents points
plus ou moins éloignés. Quant à arrêter l'interro-
gateur sur une lettre plutôt que sur une autre,
c'était l'affaire d'un compère ou de la perspicacité
de l'opérateur, éclairé par l'émotion de celui qui
parcourt cet alphabet. Toutefois cette révélation
n'arrêta point le vol du prodige.

L'intermédiaire entre les esprits et le vulgaire
s'appelle *médium*.

Voici l'appareil nécessaire. En général, quelques
personnes se réunissent autour d'une table ; s'il s'y
trouve un ou plusieurs médiums déjà connus, c'est
d'autant mieux. On se tient par la main, mais on

peut aussi garder les mains libres ; on fixe la pensée commune sur ce sujet par des lectures pu-
bliques ou des chants, à moins qu'on ne demeure
en silence. L'obscurité est très-favorable pour
prévenir les distractions ; il est très-désirable qu'on
soit du même avis sur les phénomènes. Tantôt il
arrive quelque chose et tantôt il n'arrive rien,
malgré des séances de plusieurs heures ; ce qui
dépend de l'état physique ou moral de quelqu'une
des personnes qui composent le cercle.

Les manifestations sont de plusieurs sortes. Il y
a les *esprits frappeurs*, qui s'annoncent par des
coups donnés aux objets ou des mouvements qu'ils
leur impriment. Pour faire de cela une langue, il
n'y a qu'à convenir avec l'esprit. Le mouvement
dans tel ou tel sens signifiera oui ou non ; une as-
siette qui tournera à gauche affirmera, à droite
niera. Dans la famille Fox, trois coups marquent
l'affirmation, un coup la négation, deux coups le
doute, car le doute est prévu. Pour rendre l'entre-
tien plus rapide, on promène un crayon sur un
alphabet imprimé, et l'esprit frappe un coup à la
lettre qu'il désigne. Quelquefois aussi il veut interroger et demande par cinq coups qui se suivent
rapidement qu'on récite l'alphabet.

Malgré ces perfectionnements ingénieux, on sent
tout ce que ce procédé a de lenteur ; le génie du

médium n'est qu'une longue patience. Ceci est plus prompt.

Il y a des *médiums gesticulants*, qui, sous l'influence de l'esprit, tombent dans des crises nerveuses, semblables, dit-on, aux crises magnétiques. Ce sont alors des automates mus par une âme étrangère ; aux questions verbales ou même mentales qu'on adresse à l'esprit, ils répondent par des mouvements du corps, de la tête ou de la main, ou en promenant le doigt sur les lettres d'un alphabet avec une extrême vitesse.

Les *médiums écrivants* écrivent ou figurent les choses ; il leur suffit de tenir dans les doigts un crayon, qui va tout seul, sans qu'ils le veuillent, quoiqu'ils le veuillent. Ils publient ainsi des journaux.

Les *médiums parlants* font des cours et des discours comme d'eux-mêmes, mais ils sont violentés par l'esprit.

On ne saurait trop admirer les progrès que la langue des esprits a faits en quelques années. D'abord il ne leur faut pas moins qu'une table pour organe ; la table ne sait dire que deux mots, *oui* et *non*. Pour dire *oui*, elle lève une fois le pied, deux fois pour dire *non*. Il faut, pour l'interroger, une douzaine de personnes en cercle ; on sent combien ce langage est pauvre, lent et grossier. Premier

progrès : on se contente d'une seule personne devant un guéridon. Second progrès : on compose un
alphabet ; le nombre de coups frappés indique une
lettre par la place qu'elle tient dans l'alphabet de
celui qui interroge : un coup signifie un *a*, deux
coups un *b*, ainsi de suite ; le guéridon est capable
de faire des phrases et s'émancipe, comme on voit.
Troisième progrès : cet alphabet est bien lent,
vingt-quatre coups pour un *z* ! Si le guéridon écrivait ! Il écrira. On lui met au pied un crayon et
sous le pied une feuille de papier blanc. Ah ! maintenant on va vite. Quatrième progrès : le guéridon
est trop lourd, il est remplacé par une planchette.
Cinquième progrès : qu'a-t-on besoin de planchette ?
Un médium sachant écrire suffit. C'est un vrai
plaisir de voir le génie humain à l'œuvre, partout
le même, faisant d'abord mal, puis mieux, puis
bien, puis très-bien, tirant du bégayement des tables la langue rapide des médiums, qui est aussi
loin de ces rudiments que l'écriture cursive est
loin de l'écriture hiéroglyphique, et que l'algèbre
est loin du calcul sur les doigts. Comme il simplifie
les méthodes, quand il entreprend une éducation !
comme il est un excellent maître ! Mais il faut dire
aussi que les esprits ont bien des dispositions.
Quelques personnes trouvent peut-être qu'il y a eu
encore trop de temps de perdu et qu'il eût mieux

valu débuter par où on a fini ; je me permets de ne pas partager leur opinion. Si, du premier abord, un homme s'était posé en médium, écrivant sous la dictée des esprits, on aurait pu se défier de lui, soupçonner qu'il y mettait du sien ; mais, lorsqu'on a vu une chose sans malice, innocente, une table, du bois, être l'organe des esprits, on comprend que ce sont réellement eux qui parlent par l'intermédiaire du médium, que tout leur est bon pour se faire entendre, la main de l'homme et le pied de la table, indifféremment. Au surplus, s'il y avait quelque doute, voici qui le lève : les esprits écrivent tout seuls. C'est le sixième progrès accompli en peu de temps par des esprits vraiment précoces ; il me semble que ce n'est pas mal comme cela et qu'il ne serait pas raisonnable de leur demander quelque chose de plus.

Par un progrès semblable, le langage des esprits est arrivé, dans de certains lieux, à un merveilleux degré de rapidité. Le tout est de l'entendre. Voici, par exemple, une de leurs phrases : Ri-e-lou-cou-ze-ta ; traduite, elle a donné ceci : « Comme le ciel et les sphères spirituelles doivent devenir la future habitation de tout le genre humain, aussi la connaissance doit l'accompagner dans les sentiers de la sagesse ; tandis que la paix et l'amour, dans une chaîne de bonté, uniront l'univers par les liens de l'harmonie. » (*Spirit rapping in England and America*).

Les esprits évoqués sont, en général, ou des personnages illustres, ou des parents et des amis perdus.

Les *médiums* se révèlent eux-mêmes à l'épreuve, ou sont désignés par des médiums déjà développés. Il y en a de tout âge, de tout sexe, de tout état, de tout caractère, des magistrats, des ministres et des hommes grossiers, des personnes vénérables et des coquins. Grâce à cela, on en comptait, aux États-Unis, au commencement de 1853, de trente à quarante mille ; il y en aurait, dit-on, quarante mille dans New-York seul, et cinq cent mille dans toute l'Union. La perfection du médium est de se faire instrument passif à la volonté de l'esprit.

Quel est l'objet des communications faites par les esprits? Il est très-varié. *Histoire*. Faits anciens oubliés, faits récents ignorés, faits lointains, faits à venir. Des médiums racontent ou représentent des scènes de la vie d'une personne qu'ils n'ont jamais connue. On a vu la révélation de Charles Rayn aux États-Unis. Il y a quelque temps, à Paris, une table lucide a déclaré devant une assemblée illustre que Montgommery avait tué exprès Henri II ; et il arrive de tous côtés des prédictions dont on verra l'effet plus tard. *Médecine*. Des médiums décrivent les maladies de ceux qui les consultent, en indiquent les remèdes ou les guérissent avec la main. *Affaires.* Ils donnent quelquefois d'excellentes consultations. *Littérature.* On a entendu des médiums parler des langues inconnues, mais cela n'est qu'une curiosité ; ce qui vaut mieux, ce sont des pièces de poésie, des contes entiers dictés par Burns, Campbell, Southey, Edgar Poë, etc., et publiés à Londres par M. Spicer (*Sights and sounds,* apparitions et bruits). On a imprimé à la Guadeloupe en 1853, *Juanita, nouvelle par une chaise, suivie d'un proverbe et de quelques œuvres choisies du même auteur.* Avec *Juanita,* on a *le Magnétisme,* proverbe à six personnages. *Inspirations.*

Voici un quatrain détaché :

> Il est un ange, jeune fille,
> Qui simple à la fois et gentille,
> Promet un céleste bonheur
> A celui qui prendra son cœur.

Religion et philosophie. C'est le vrai terrain des esprits. Ils s'accordent entièrement sur l'immortalité de l'âme, ce qui doit être, et ne tarissent pas sur la grandeur, la bonté de Dieu et la charité mutuelle que nous devons avoir ; du reste, pour le plus grand nombre, c'est un esprit hardi de réforme, qui nie le surnaturel du christianisme et en attaque les dogmes principaux. Sur ce fond ils ont dessiné les inventions les plus admirables : en haut, l'éducation continuée à travers les plaisirs de toutes sortes ; en bas, l'avénement futur de l'âge d'or, par l'expansion de la doctrine nouvelle, l'union prochaine de tous les hommes, et la réconciliation avec la nature, qui se transformera pour leur plaire. En attendant l'harmonie universelle, les esprits s'accusent les uns les autres de mensonge ; les esprits supérieurs signalent ceux de la basse classe comme grossiers et pleins de vices, et désavouent leurs médiums comme n'étant pas suffisamment passifs ou ayant une folie particulière. Les rétractations posthumes de plusieurs grands personnages ont jeté beaucoup de trouble dans les croyances. Dans un très-intéressant article de la *Revue des Deux-Mondes* (1er septembre 1853), M. A. Maury a établi la filiation de ces mystères.

La doctrine nouvelle s'appelle le *spiritisme*.

Dans le mois de janvier 1854, une pétition de spirites américains est adressée au Sénat et à la Chambre des représentants des États-Unis, demandant qu'une commission soit nommée pour examiner les nouveaux phénomènes, devenus si communs dans le nord, le centre et l'ouest de l'Union : 1° une force occulte dérange la position

normale d'un grand nombre de corps pesants, contre les lois connues de la nature ; 2° des éclairs et
des clartés de différentes formes et de couleurs
variées apparaissent dans des salles obscures, sans
cause scientifique qui puisse les produire ; 3° des
bruits inexplicables sont entendus ; ils varient
beaucoup : de simples frappements, des bruits de
tempêtes, des détonations, avec ébranlement de la
maison entière où elles éclatent, des harmonies de
voix humaines ou plus souvent d'instruments de
musique, fifre, tambour, trompette, guitare, harpe,
piano ; quelquefois des instruments réels vibrant
d'eux-mêmes ; 4° les fonctions normales du corps
et de l'esprit humain sont altérées : les membres
prennent le froid et la rigidité cadavérique, la respiration est suspendue pendant des heures et des
journées entières ; tantôt, et dans des cas nombreux, sont venus, à la suite, des dérangements
d'esprit et des maladies incurables, tantôt, au
contraire, des guérisons de maladies invétérées.
Tous ces effets ont été vus par des milliers de personnes « intelligentes et raisonnables. » Il y a deux
opinions sur les causes : les uns les attribuent au
pouvoir et à l'intelligence des esprits des morts,
agissant par le moyen et au travers des éléments
subtils et impondérables qui parcourent et pénè-
trent toutes les formes matérielles (l'agent mysté-

rieux de ces manifestations semble être de cet avis);
les autres pensent qu'on parviendra à tout expliquer par les principes reconnus de la physique et
de la métaphysique. Les premiers comptent parmi
eux un grand nombre d'hommes également distingués par leur valeur morale, leur éducation,
leur puissance intellectuelle, et par l'éminence de
leur position sociale et de leur influence politique ;
les seconds ne sont pas moins distingués. Les
pétitionnaires tiennent pour les premiers. En tout
cas, les nouveaux phénomènes sont destinés à
changer considérablement la condition physique,
le développement mental, le caractère moral d'une
large fraction du peuple américain, et par suite
la foi, la philosophie et le gouvernement du monde.

Comment le spiritisme fut-il reçu en France? On
s'attend à ce que l'Académie des sciences l'ait
accueilli froidement : elle entendit avec faveur
(13 juin 1854) une communication qui confirmait
les révélations de Mme Normand Culver. Le docteur Schift, appelé près d'une jeune Allemande,
qui se disait obsédée par un esprit frappeur, a
découvert le secret: il a reconnu que ce bruit se
produisait au niveau de la cheville du pied, là où
passe le tendon d'un des muscles de la jambe. La
jeune Allemande déplaçait à volonté ce tendon et
le faisait retomber avec bruit au fond de sa

coulisse. M. Schift, s'étant exercé à cette manœuvre, était devenu d'une assez belle force.

Mais hors de l'Académie des sciences on n'était pas si convaincu du néant de ces merveilles.

Au milieu du mois de mai 1853 parut une brochure intitulée : *Le mystère de la danse des tables dévoilé par ses rapports avec les manifestations spirituelles d'Amérique, par un catholique.* L'auteur rend compte des manifestations d'esprits survenues en Amérique, et rapprochant ces faits des faits qui occupent l'Europe, il veut « qu'on se hâte d'étudier les questions expérimentalement, d'une manière grave et approfondie, au lieu de se faire un simple jeu d'une chose aussi importante. » Et il ajoute que cela n'est pas difficile. Qu'on interroge d'abord les objets mis en mouvement, qu'on s'assure qu'ils répondent pertinemment, même souvent à des questions mentales et sur des faits que les personnes présentes ignorent, ce qui sera déjà une présomption bien forte d'une intervention surnaturelle; qu'on leur pose, pour plus de certitude, des questions telles que les suivantes : Quelle est la force qui fait mouvoir les tables? Est-ce l'électricité, le magnétisme animal ou une puissance surnaturelle? Est-ce l'esprit d'une personne décédée, et dans ce cas, quel est son nom, que veut-il? Que pense-t-il de la vie future et des différentes religions? Y a-t-il un enfer ? etc. Il termine ainsi : « Alors, j'en ai la confiance, au lieu de regarder ou de faire danser des tables, prêtres et laïques fidèles frémiront en pensant au danger qui les a menacés, et leur foi, rajeunie par la vue des prestiges qui rappellent les temps de la primitive Église et du moyen-âge, deviendra capable de soulever des montagnes. Alors, saisissant leur bâton pastoral pour la défense de leur cher troupeau, NN. SS. les évêques, et, s'il le faut, N. S. P. le Pape s'écrieront, au nom de celui à qui tout pouvoir a été donné au ciel, sur la terre et dans les enfers : *Vade retro, Satanas*! (Arrière, Satan!) Parole qui n'aura jamais reçu une plus juste application. »

En plusieurs endroits l'autorité spirituelle interdit ces curiosités dangereuses. Le P. Ventura (lettre à M. Eudes de Mirville) voit dans les phénomènes nouveaux, malgré leur apparence de puérilité, un des plus grands événements de notre siècle. « Il sort déjà de toutes ces choses de merveilleuses leçons. Il en sort, en effet, la justification de l'Évangile et de la foi, la condamnation définitive d'un rationalisme terrassé par les faits, et par conséquent la glorification prochaine de tout le passé de la véritable Église, et même de ce moyen-âge si calomnié, si travesti, si gratuitement

doté de tant de ténèbres. Les événements politiques
de ces derniers temps s'étaient chargés de lui
donner raison, à ce moyen-âge, sous le rapport
du bon sens en matière gouvernementale ; et voilà
des faits d'une nature tout à fait étrange qui viennent le venger des accusations d'une crédulité su-
perstitieuse. » Tout sert en ménage.

Un ouvrage qui fit une très-grande sensation fut
celui du marquis Eudes de Mirville : *Des esprits
et de leurs manifestations fluidiques*, mémoire
adressé à l'Académie. Le volume, par ses proportions, marquait l'importance du sujet : c'était
l'histoire universelle du merveilleux, et la généa-
logie du prodige récent, depuis Simon le magicien
jusqu'aux sorciers de nos campagnes, avec une
insinuation sur les loups-garous. C'était aussi la
philosophie de la chose. La vraie cause, ce sont
les démons, des esprits servis par un fluide, cir-
culant dans ce monde et y accomplissant des phénomènes impossibles aux lois ordinaires de la nature. Le plus caractéristique est la *surintelligence*,
par laquelle un sujet devine ce qui est caché et
même ce qui n'existe pas encore. Ce qui nous
étonne aujourd'hui s'est passé avant nous, en tout
temps, en tout lieu, et les savants de profession
se sont évertués à expliquer la croyance à ces
faits par la superstition, ou leur accomplissement

soit par la jonglerie, soit par la puissance des nerfs et de l'imagination. Maintenant on sait la vérité.

L'auteur, qui a du courage, ne recule devant aucun récit. Pour la critique historique, il ne se montre pas plus difficile que Voltaire :

1º Un grand nombre de témoins très-sensés et ayant bien vu,

2º Se portant bien,

3º N'ayant nul intérêt à la chose,

4º L'attestant solennellement,

Constituent un témoignage suffisant (*Dictionnaire philosophique*).

Il trouve toutes ces conditions réunies dans l'histoire, au premier abord un peu étrange, qu'il appelle : *le Presbytère de Cideville en 1851*, ou *les Esprits au village*.

Vers les premiers jours de mars 1849, le curé de Cideville rencontre chez un de ses paroissiens malades un guérisseur de renommée équivoque, nommé G..., et le renvoie. Ce même guérisseur, condamné par les tribunaux à la prison, confie à son ami, le berger Thorel, le soin de sa vengeance. Deux enfants sont élevés au presbytère ; c'est sur eux que cette vengeance retombera. Le berger s'approche du plus jeune ; aussitôt après la rentrée de cet enfant, une espèce de trombe ou bourrasque

violente vient s'abattre sur le presbytère ; puis, à
la suite de cette bourrasque, des coups semblables
à des coups de marteau ne cessent de se faire entendre dans toutes les parties de la maison, sous
les planchers, sur les plafonds, sous les lambris.
Quelquefois faibles, quelquefois ils sont assez forts
pour qu'on les entende à deux kilomètres de distance. Ils reproduisent le rhythme exact de tous les
airs qu'on leur demande ; les vitres se brisent
et tombent en tous sens, les objets s'agitent, les
tables se culbutent ou se promènent ; les chaises
se groupent et restent suspendues dans les airs,
les chiens sont jetés à croix ou pile au plafond,
les couteaux, les brosses, les bréviaires s'envolent
par une fenêtre et rentrent par la fenêtre opposée;
les pelles et les pincettes quittent le foyer et s'a-
vancent toutes seules dans le salon, les fers à repasser qui sont devant la cheminée reculent, et le
feu les poursuit jusqu'au milieu du plancher. Un
témoin passe une nuit dans la chambre des enfants,
pose au bruit mystérieux les conditions d'un dialogue : un coup, par exemple, voudra dire oui,
deux coups voudront dire non, puis, le nombre
des coups signifiera les diverses lettres; il obtient
les plus justes réponses. « Ce témoin, dit M. de
Mirville, c'était nous-même. » L'enfant voit derrière lui l'ombre d'un homme en blouse, qu'il re-

connaîtra plus tard être Thorel, tandis que les assistants voient une sorte de colonne grisâtre ou de vapeur fluidique. Le même enfant voit une main noire descendre par la cheminée et s'écrie qu'elle lui donne un soufflet; les assistants entendent le bruit du soufflet et voient la rougeur sur la joue.

Pour délivrer la victime, on attaque l'ennemi invisible; partout où un bruit se fait entendre, on enfonce lestement des pointes. Une d'elles ayant été mieux ajustée, une flamme jaillit, à la suite, la plus épaisse fumée; puis, comme on enfonce la pointe, un gémissement, le cri : « Pardon, » et un aveu de cinq coupables, y compris le berger, auquel il est ordonné de venir le lendemain. Il vient, en effet, le visage ensanglanté, et confesse tout.

M. de Mirville voit là « le surnaturel enté sur l'électro-magnétisme et le fluide nerveux, sorte de magnétisme transcendant, et bien évidemment diabolique dans ce cas-ci. » Il rapporte les merveilles analogues dont l'Europe est le théâtre depuis plusieurs années : tables tournantes, parlantes et écrivantes, esprits frappeurs, jeunes filles électriques, et les explique par le fait de Cideville, tout semblable à un ancien fait que rapporte Le Brun.

Les interventions du démon ne sont pas toujours aussi fréquentes : avant les grandes crises, elles se multiplient, ou, pour parler comme M. Donoso Cortès, le *thermomètre satanique* remonte sur tous les points à la fois. Pour savoir ce qu'il doit craindre ou espérer, le public attend un deuxième mémoire annoncé, et surtout le chapitre vingtième : *Conjectures sur l'avenir et l'approche des derniers temps.*

Cependant, grâce à cette croyance communicative aux esprits, que M. de Mirville appelle « une épidémie spirituelle, » les hommes sérieux s'habituent à regarder comme possibles des choses qu'auparavant on rejetait avec mépris. Après plusieurs récits de faits constatés, l'auteur ajoute : « Nous nous étonnerons beaucoup moins, lorsque nous verrons des magnétiseurs insinuer, comme Ricard l'a fait, par exemple, non pas qu'ils sont capables de faire la pluie et le beau temps (il ne veut pas aller jusque-là), mais qu'il peut, et mieux est, qu'il a pu, sur la place du Pérou, à Montpellier, et en présence de témoins, influencer le beau temps et la pluie. »

Quand parut la pétition des spirites américains, l'*Univers religieux* (22 janvier 1853) s'empressa de la traduire, et l'accompagna de réflexions sérieuses. Le rédacteur, qui, au 26 juillet 1852, a si-

gnalé pour la première fois, dans cette feuille, les
phénomènes en question, constate qu'ils ont fait
depuis lors bien des progrès ; on comprend enfin
« que les puissances occultes peuvent n'avoir pas
dit leur dernier mot sur cette terre. » Il l'a annoncé,
il y a dix-huit mois : « La seule explication possible, c'est que le démon est au fond de ces crimi-
nelles impostures, et, pour s'en convaincre, il suffit de remarquer que les révélations des esprits ont
en général pour but de saper la religion. Les dé-
magogues et les infidèles ont pris sous leur pro-
tection la secte nouvelle. En France, le démon ne
se démasque pas encore, mais cela viendra. On
s'explique pourquoi le démon a une plus grande
liberté d'action en Amérique, dans un pays où l'on
dit peu la messe et où tant de millions d'hommes
ne sont pas même baptisés. »

Ainsi tout le progrès de la civilisation sera peut
être d'en revenir à la science des temps primitifs
et la fable sera une vérité.

Cependant, que faisait le public ? car c'est toujours à lui qu'il faut en revenir. Il semble qu'il
dût être parfaitement satisfait de ce qu'on lui
présentait. Pour l'agrément de la vie, les tables
tournent; pour le sérieux de la vie, elles parlent,
elles instruisent chacun des secrets de l'autre
monde et de celui-ci, des soins qu'exigent la santé

ou les affaires ; c'est le plaisir suffisant et la
science universelle à domicile. Ajoutez le malin
plaisir de se moquer de tous ceux que les tables
supplantent et mettent à la retraite : les philosophes, les savants, les médecins. Eh bien ! il n'en
fut rien. Sans doute il se trouva des adeptes
pour se livrer à ces pratiques : ceux que le merveilleux, sous quelque forme qu'il se présente,
séduit ; mais le public resta froid. Il y a chez nous
un fond de bon sens que les mystères annoncés
mettaient à une trop forte épreuve et qui résista.
On avait pu se récréer à faire tourner des tables :
c'était simplement de la physique amusante ; mais
c'était autre chose, de faire intervenir les esprits,
et on ne se laissait pas volontiers jeter dans ce
monde étrange. Ici d'ailleurs, nous ne savons
pas ce que c'est que des esprits en disponibilité ;
nous ne connaissons d'esprits que les âmes qui
ont un nom que nous ne prononçons qu'avec ten-
dresse et respect et avec lesquelles nous ne jouons
pas. Il y eut un mélange d'autres raisons, plus
ou moins graves ou légères. Quelques crises nerveuses, quelques accès de folie, survenus après
des expériences, donnèrent des craintes ; puis des
scrupules religieux s'éveillèrent, on ne fut pas
bien sûr de n'avoir pas commerce avec les démons ;
puis le premier entraînement et le premier plaisir

étaient passés ; puis les beaux jours étaient venus et la société s'était dispersée ; enfin, les tables tournantes et parlantes allèrent rejoindre les potiches dans cet immense garde-meuble français, où dorment dans la poussière toutes les vieilles nouveautés, tout ce que nous avons adoré un jour et oublié le lendemain.

VI

Spiritisme. — M. Home.

Dans une histoire du spiritisme, on doit une
mention particulière aux Mémoires de M. Home,
parus en 1863 en Angleterre et traduits en France
aussitôt[1]. M. Home est né à Édimbourg en 1833,
d'une personne qui fut toute sa vie une *voyante*.
A peine fut-il né, que les prodiges se déclarèrent:
les esprits balançaient son berceau; plus tard,
étant tombé malade, ils soulevaient doucement sa
tête et arrangeaient son oreiller. A Boston, il dor-
mait en musique; cette musique pouvait être en-
tendue des locataires logés à l'autre bout de la

---

[1] Un vol. in-18. Dentu et Didier.

maison et cessait à son réveil. A l'âge de treize
ans, il eut sa première vision, qui lui annonça la
mort d'un ami ; plus tard, il eut de pareilles nouvelles de la mort de sa mère et de la mort d'un
frère. Comme on le voit, le ciel faisait des miracles pour lui ; il en fit un lui-même, et, par la seule
imposition des mains, rendit la parole à un enfant
sourd-muet, qui avait été abandonné de tous les
médecins. Né protestant, il se convertit à Rome
au catholicisme et, de Rome, fut recommandé au
P. de Ravignan. Arrivé en France, il alla le voir
et en reçut l'ordre de cesser absolument ses pratiques habituelles. Considérant que Dieu est plus
grand que l'homme et que Dieu lui commandait
de poursuivre, il chercha un autre confesseur,
mieux disposé, qu'il trouva. Le biographe du P. de
Ravignan a fait de ces entrevues un récit dont
M. Home a été vivement blessé et contre lequel il
s'inscrit en faux. Un signe que les dons qu'il possède sont des dons célestes, c'est qu'il lui est arrivé de les perdre après avoir péché. Il nous
raconte bien des prodiges dans ses Mémoires ;
mais, qu'on veuille bien s'en souvenir, ce n'est
pas ici un vain spectacle pour des curieux et des
oisifs ; il ne s'agit pas d'amuser le monde, il s'agit
de le convertir : M. Home est comme en mission
chez les matérialistes, les déistes et les athées,

pour les convaincre de l'existence de la Providence et de la communion avec les anges. Il donne des exemples de personnes ainsi tirées subitement « du bourbier du scepticisme où elles croupissaient, » et il assure qu'en dix ans il a ramené plus d'âmes que toutes les sectes chrétiennes ensemble.

Les dernières nouvelles que l'on a de M. Home le représentent en démêlé avec la police romaine. Son livre ayant été mis à l'*index*, il pouvait être renvoyé de Rome ; mais, grâce à de hautes interventions, on avait consenti à l'y laisser, à condition qu'il s'engagerait à ne plus fréquenter les esprits, et il l'avait fait, tout en protestant qu'il n'était pas maître de repousser ces manifestations. Il paraît que quelqu'un des esprits qui n'avaient pas signé au contrat aura tenté M. Home ; toujours est-il qu'après de nouveaux différends il a dû partir pour Naples.

Reprenons le livre et la suite des merveilles. Quelques-uns des phénomènes que nous avons trouvés dans les récits de M. de Mirville se reproduisent ici, toutefois considérablement augmentés. Avant de les exposer, prévenons le lecteur que dans les Mémoires de M. Home, comme dans le *Macbeth* de Shakspeare, il fait toujours nuit. Les esprits sont continuellement à crier : « Moins de

lumière terrestre ; » et aussitôt on éteint les flam-
·beaux. Une fois, la lumière du gaz de la rue pénètre dans la pièce, les esprits ferment les volets ;
une autre fois, le vent ouvre les fenêtres, une
force spirituelle les referme à l'instant.

Cela dit, passons les principaux phénomènes en
revue. Je ne ferai que mentionner, car ces faits
vulgaires ne valent pas la peine qu'on y insiste,
les tables, les sofas, tous les meubles qui se promènent dans les chambres ; j'aime mieux parler
d'une table hors ligne qui, rencontrant une otto-
mane sur son chemin, lève un pied sur elle pour
l'escalader, fait un quart de conversion pour avancer d'un pas, répète cette manœuvre, glisse et se
reprend, enfin arrive au haut du meuble et, après
un moment de triomphe, en redescend par les
mêmes procédés. Ce ne sont plus ici les tables des
anciens temps, qui, sous les mains d'une douzaine
de personnes, ne savaient que tourner d'une façon
insipide ; on a avec celles-ci les relations les plus
agréables : une seule personne à distance parle, et
elles obéissent au commandement ; elles marchent,
elles s'arrêtent, elles se tiennent debout, donnent
le pied, entendent la plaisanterie, s'amusent à ba-
lancer plusieurs personnes et à les jeter par terre.
Elles font toute sorte de tours, à la demande du
spectateur. Pendant qu'elles sont inclinées de 45

degrés, elles retiennent à leur gré les objets qui
sont placés sur elles, des flambeaux, des verres
d'eau, ou les laissent tomber. Les plumes font
comme les tables : une plume que l'on prie d'écrire
un mot se dresse et l'écrit.

Chaque instrument fait son métier. Une sonnette
voyage d'elle-même, de main en main, sonnant à
sa guise, et, si on fait de la musique, marque la
mesure; mais un instrument de beaucoup supérieur à la sonnette est l'harmonica, qui va se promenant de place en place, et exécute tout seul,
de la façon la plus distinguée. Il a deux morceaux
favoris : la *Dernière Rose d'été* et le *Home, Sweet
Home, Foyer, mon doux foyer*, ou peut-être *Home,
mon doux Home*, car il n'est pas impossible qu'il
joue sur les mots. D'autres fois, il ne se borne pas
à exécuter, il compose, et il compose en harmonica moral et religieux qu'il est. Quelle prédication vaut l'enseignement qu'il donna lorsqu'on
lui demanda d'exprimer la vie présente et la vie
future? Il exprima la vie présente par les sons les
plus discordants et la vie future par la plus suave
harmonie. J'ose le dire, il y a là une idée sublime.
Le sublime n'est pas d'avoir rendu la vie future
par ces suaves harmonies : tous les musiciens
l'essaient à l'occasion ; mais quand on veut rendre la vie présente, les passions humaines et les

événements humains, écorcher les oreilles exprès,
afin de faire sentir ce qu'il y a de discordant dans
notre existence terrestre, c'est le fait d'un harmonica de génie. Je prévois que plusieurs lecteurs
résisteront : ils refuseront d'admettre ces récits
étonnants; eh bien ! s'ils n'en croient ni M. Home
ni moi, ils seront bien forcés d'en croire l'harmonica lui-même, qui, ayant une fois affaire à un
raisonneur comme eux, traversa la chambre et
vint le frapper trois fois sur l'épaule, en manière
de plaisanterie, de quoi il fut très-confus.

Nous devons aussi signaler un phénomène
qui ne se rencontre pas partout, j'entends les
ascensions de M. Home. Il lui est habituel de s'é-
lever en l'air ; quelquefois il est averti, d'autres
fois il n'est pas averti qu'il va s'élever. Si on le
touche ou qu'on le regarde avec impatience, il redescend, à moins qu'il n'ait dépassé le niveau des
têtes, car, à cette hauteur, ce qui se passe au-dessous de lui lui devient indifférent. Dans l'habitude de la vie, il s'enlève quand on ne voit pas
clair. Un témoin raconte : « M. Home nous dit :
« Tout me porte à croire que je vais m'enlever. »
La chambre était dans l'obscurité la plus profonde ;
il ajouta quelques instants après : « Je m'enlève.»
« Je ne pus rien distinguer, raconte un autre. » Il
y a une foule de pareils témoins. Ne plaisantez pas

pourtant, car si l'on essayait de toucher les pieds
de M. Home, on les trouvait à trois pieds au-dessus du sol. D'ailleurs, il lui est arrivé d'être accompagné d'une étoile, qui indiquait dans quelle
partie de la pièce il passait, et quand il s'était élevé
au plafond, on pouvait y voir, ensuite, les croix
que son crayon y avait faites. Il nous a donné des
détails sur ses élévations, qu'il appelle des *lévita-
tions*, un mot nouveau pour une chose nouvelle.
« Quand j'atteins le plafond, mes pieds sont ame-
nés au niveau de ma tête, et je me trouve comme
dans une position de repos. J'ai demeuré souvent
ainsi suspendu pendant quatre ou cinq minutes ;
on en trouvera un exemple dans un compte-rendu
de séances qui eurent lieu en 1857 dans un château près de Bordeaux. Une seule fois, mon ascen-
sion se fit en plein jour ; c'était en Amérique. J'ai
été soulevé dans un appartement à Londres, Sloane-
Street, où brillaient quatre becs de gaz, et en présence de cinq messieurs qui sont prêts à témoi-
gner de ce qu'ils ont vu, sans compter une foule
de témoignages que je peux produire.» Je regrette
vivement, en lisant ces récits, de ne m'être pas
trouvé à Londres ou en Amérique, car ce sont de
ces choses qu'on ne voit pas tous les jours, et si
j'avais été un de ces cinq messieurs dont on parle,
je ne me serais pas borné à jouir de cette mer-

veille, je l'aurais criée sur les toits. M. Home a commis un oubli dans ses Mémoires : il n'explique pas pourquoi il ne s'enlève d'ordinaire que dans l'obscurité. Peut-être, quand il est en l'air, est-il timide. Je laisse ces mouvements de tables et ces élévations de M. Home pour des manifestations, s'il se peut, plus étonnantes, et pénètre à sa suite en plein monde des esprits. On les voit ici dans leur vraie nature. Les esprits chatouillent, caressent, embrassent, frappent ; ils aiment à rire, ils enlèvent un verre de liqueur que vous portez à vos lèvres ; ils sont polis, ils vous disent par exemple : « Bonne nuit, » ou « Dieu vous bénisse. » Un de leurs amusements est de faire des nœuds à des mouchoirs, et ils prennent ces récréations par dessous la table. Une fois, M. Home leur jeta ainsi un mouchoir ; mais il ne se pressait pas de le ramasser, et par malheur il y avait là des savants difficiles, comme MM. Brewster et Faraday, qui avaient les yeux sur lui. Tout à coup il se plaint de démangeaisons aux jambes ; c'étaient évidemment les esprits qui étaient là ; il y porte plusieurs fois la main gauche et finit par ramener le mouchoir, qui était noué.

Vous demandez pourquoi, au lieu de se passer sous la table, cela ne se passe pas dessus ? M. Home serait charmé de vous satisfaire, mais la

chose n'est pas possible. Des spectateurs assis-
taient pour la première fois à une séance de
M. Home, séance où les esprits produisirent les
plus remarquables manifestations par dessous la
table ; ces spectateurs, dis-je, lui demandaient
pourquoi les esprits n'agissaient pas aussi bien par
dessus la table ; il répondit « que, dans des cercles
d'habitués, les résultats étaient facilement obtenus
à la surface de la table visible à chacun, mais qu'à
une première séance il n'en était pas ainsi ; il
ajouta que le scepticisme étant presque universel-
lement répandu dans l'esprit humain, son influence
hostile gênait l'action mystérieuse des esprits. »
Dès qu'ils sont sûrs de leur public, ils se prodi-
guent. Tantôt on peut suivre leur main qui glisse
sous le tapis de la table ; tantôt ce sont des bras
tout entiers qui se forment en l'air, bras de femme
d'une blancheur éblouissante, suaves au toucher,
ornés de manches de batiste et finissant en drape-
ries. Vous désireriez peut-être encore davantage,
et je le désirerais comme vous ; vous voudriez
qu'il plût aux esprits de se manifester entièrement
avec tout leur corps, au lieu de ces bras sans
épaules ou de ces mains sans bras, ou de ces doigts
sans mains, auxquels on est presque toujours réduit ; M. Home n'est pas le maître. Les esprits ont
leur humeur ; ils produisent ce qu'il leur est permis

de produire, un doigt quand il leur est défendu d'en produire deux, et ainsi de suite ; mais c'est à contre-cœur, car « ils n'aiment pas à mettre en évidence des membres imparfaits, et c'est une des raisons pour lesquelles ils ne se manifestent pas ouvertement. » Pour moi, j'admets toutes les raisons qu'on me donne ; mais pour dire la vérité même aux esprits, il me semble que leurs scrupules sont un peu exagérés, car enfin, le plus bel esprit du monde ne peut montrer que ce qu'il a ; mais que voulez-vous ? il paraît qu'on a sa coquetterie, même dans l'autre monde, puisqu'on a soin de mettre des manches de batiste pour se présenter dans celui-ci, et, pour être un esprit, on n'en est pas moins femme.

Telle est l'analyse des Mémoires de M. Home. Ils contiennent bien des faits extraordinaires, qui ne sont pas admis encore par les Académies, mais qui le seront un jour, comme tant d'autres vérités, niées d'abord, qui maintenant courent les rues. Ce sera la physique de l'avenir. Si vous regrettiez de ne pas connaître les témoins de ces faits, songez que cela est difficile, parce que les merveilles du spiritisme étant la plupart du temps mal reçues du public, les personnes qui les attestent en éprouvent beaucoup de désagréments, auxquels M. Home serait fâché de les exposer. Mais lui, il connaît tous

ces témoins, qui sont les plus honorables et les plus
compétents du monde ; d'ailleurs, ils signent de
noms qui ôtent tout soupçon : l'un signe *un homme
franc*, un autre, *un ami de la vérité, quoique non
philosophe*. Il y a même des initiales. Malgré tout,
je trouve qu'il y a dans leurs témoignages quelque
chose qui laisse à désirer. Le monde est si méfiant !
Il faut que les preuves lui crèvent les yeux. Je me
rappelle une affiche de la foire qui annonçait qu'un
tambour-major avait tué un serpent boa à coups
de canne ; à l'intérieur, on montrait, en preuve, la
peau du serpent et la canne ; croiriez-vous qu'il y
avait des gens qui auraient encore voulu qu'on
leur montrât le tambour-major !

VII

Spiritisme. — Les frères Davenport.

On admet trop volontiers que les frères Davenport ont été pris par les Anglais pour ce qu'ils se
donnaient; quand on a suivi les feuilles anglaises,
on trouve qu'ils ont eu à peu près le même sort
qu'en France, qu'ils ont été contestés, et, ce qui
est plus grave, imités par de simples prestidigita-
teurs; qu'il ne leur a donc manqué en Angleterre
que la catastrophe finale, ce qui rend, il est vrai,
l'action plus dramatique et l'intérêt plus vif. Pour
suivre les frères Davenport chez nos voisins, nous
pouvons partir d'une communication du *Standard*,
d'octobre 1864, une lettre de M. Dion Boucicault,
racontant une séance qui a été donnée la veille

chez lui par les frères Davenport et M. W. Fay, en
présence de vingt et quelques personnes dont il
cite les noms. Le lieu de la réunion était un vaste
appartement dont on avait ôté tous les meubles,
ne laissant que le tapis, un lustre, une petite table,
un sofa, un piédestal et les chaises nécessaires,
en canne. Une armoire, où devaient opérer les frères Davenport, fut apportée d'une chambre voisine
et placée dans la pièce principale, à la place choisie par eux ; elle avait été préalablement visitée
par le public. On envoya choisir, chez un mar-
chand voisin, six guitares et deux tambourins.
Les frères Davenport arrivèrent et se plaignirent
qu'on eût pris une autre pièce que celle qu'ils
avaient choisie; mais ils passèrent outre. On visita
leurs habits et leurs personnes ; ils entrèrent dans
l'armoire en question et s'assirent en face l'un de
l'autre. Le capitaine Inglefield, avec une corde
neuve, achetée par le public, lia M. W. Davenport
par les pieds et par les mains, les mains derrière
le dos, et l'attacha fortement à son siége; lord
Bury fit la même opération sur M. I. Davenport;
les nœuds des ligatures furent scellés avec de la
cire ; une guitare, un violon, un tambourin, deux
sonnettes et une trompette de cuivre furent placés
sur le parquet du meuble. Les portes en furent
alors fermées, et on ne laissa dans la chambre

que la lumière suffisante pour voir ce qui se passerait. On entendit alors un charivari dans l'armoire ; les portes s'ouvrirent deux fois avec violence ; des mains apparurent à l'ouverture prati-
quée au centre. Après d'autres phénomènes, qui
excitèrent un étonnement universel, sir Charles
Wike entra dans l'armoire, s'assit entre les deux
jeunes gens, les mains appuyées sur eux, et, porte
close, le charivari recommença ; rentré dans la
salle, il raconta que des mains avaient touché sa
figure et lui avaient tiré les cheveux ; que les instruments épars à ses pieds s'étaient agités, s'étaient
joués autour de son corps et de sa tête, et que l'un
d'eux s'était perché sur ses épaules. Le reste de la
séance se passe dans l'obscurité. Un des frères Davenport et M. Fay s'assoient au milieu du public ;
deux cordes sont jetées à leurs pieds, et au bout
de deux minutes et demie, ils sont trouvés liés
comme nous l'avons décrit plus haut ; même leurs
chaises sont liées à la table voisine ; puis vient la
série des phénomènes connus : mains errantes, guitares et tambourins qui se promènent en l'air, touchant les assistants, lueurs phosphoriques, sonnettes qui se mettent en marche, léger râclement de
violon. M. Rideout et lord Bury tiennent chacun
un tambourin et demandent qu'il leur soit enlevé ;
une force insurmontable le leur arrache ; M. Fay,

pieds et poings liés, demande que son habit lui soit
ôté, aussitôt on entend un tiraillement ; on allume
de la lumière avant que l'habit ne soit entièrement
parti et on le voit quitter la personne de M. Fay,
aller s'accrocher au lustre, puis tomber par terre.
On éteint la lumière, quelqu'un de la société met
son habit sur la table, cet habit va immédiatement
se mettre sur le dos de M. Fay. Pendant toutes
ces épreuves de nuit, pour être bien sûr que les
deux opérateurs ne quittaient pas leur place, on mit
un tapis sous leurs pieds, et avec un pinceau on
traça un trait tout autour ; on leur dit de parler,
ils comptèrent de un à douze en recommençant
constamment ; en outre, chacun serra son voisin
de si près, que nul ne pouvait remuer sans qu'à
ses côtés on le sentît. Quand la séance fut achevée,
on s'entretint de ce qu'on avait vu, et on convint
unanimement qu'il était impossible de l'expliquer
par la supercherie.

L'auteur de la lettre déclare ne pas croire au
spiritisme ; rien de ce qu'il a vu ne l'y conduit, et
la puérilité de certaines démonstrations suffirait à
l'éloigner de cette doctrine ; mais il croit qu'on ne
connaît pas toutes les lois de la nature. Quelques
personnes, dit-il, parce que les opérateurs requièrent l'obscurité pour produire leurs phénomènes,
concluent à la tromperie ; cela n'est pas juste : les

photographes requièrent également l'obscurité pour obtenir leurs épreuves; or qui oserait leur dire : « Vous trompez le public ; travaillez en plein jour et je croirai à la photographie ? »

Les frères Davenport se seraient bien contentés de cette foi si honnête ; mais tout le monde ne se résigna pas à croire qu'il n'y eût là aucune super- cherie, et des opérateurs habiles se mirent en de- voir de reproduire par leur art les prodiges qu'ils avaient vus. Un article du *Builder*, intitulé : « Eau froide jetée sur les esprits », raconte les essais en ce genre, couronnés d'un plein succès. Le corres- pondant assure avoir été témoin de merveilles qui font honte aux manifestations des frères Daven- port; c'est M. Tollemarque qui les a opérées. M. Tollemarque s'est fait attacher à sa chaise par une personne qui avait précédemment attaché les frères Davenport; on a laissé la lampe allumée, seulement on a placé un écran entre le public et lui ; au bout d'une demi-minute, tambourins et guitares se sont mis à se promener ; une main, la main d'un esprit, a paru au-dessus de l'écran ; après trois minutes, M. Tollemarque a demandé qu'on enlevât l'écran, et on l'a vu complétement délié. Il avait dit préalablement son secret à un des assistants. Le *Sun* rapporte, à son tour, que le professeur Anderson a accompli en pleine lumière

les merveilles opérées par les frères Davenport en
pleine obscurité.

L'arrivée des frères Davenport en France fut
solennelle : ils furent annoncés par deux articles
considérables du *Moniteur*. Ils ne cherchèrent
pas à se concilier les savants ; ils avaient encore
sur le cœur la réponse de M. Faraday à leur invitation : « Messieurs, je vous remercie de votre ai-
» mable invitation ; mais réellement j'ai été si
» désappointé par les manifestations auxquelles
» j'ai assisté plusieurs fois, que cela ne m'encou-
» rage pas à m'en occuper davantage ; aussi je
» laisse celles que vous me proposez de voir aux
» professeurs de prestidigitation. S'il venait à se
» produire des phénomènes de quelque valeur, je
» suis persuadé que les esprits trouveront eux-
» mêmes le moyen d'exciter mon attention. Je
» suis fatigué d'eux. » Ils se bornèrent à inviter
des journalistes amis à des séances particulières.
Par malheur, un de ces journalistes amena avec
lui M. Robin, le célèbre prestidigitateur, qui observa leur jeu et écrivit dans le *Moniteur* une lettre
où il expliquait leurs tours ; par malheur aussi, ils
agacèrent M. About, qui leur consacra plusieurs
feuilletons de l'*Opinion nationale*[1]. Pendant ce

---

[1] *Causeries*, 2 vol. in-18, Hachette.

temps, nombre de gens se disaient: pourquoi donc une armoire? Pourquoi les esprits ne travaillent-ils pas en plein jour et devant le monde, puisque, aussi bien, ils n'ont pas de corps et qu'on ne les verrait pas? D'où leur vient cette pudeur? Puis, parce que je ne sais pas comment les frères Davenport s'y prennent et que je ne saurais pas comment m'y prendre pour faire ce qu'ils font, ce n'est pas une raison de croire que les esprits s'en mêlent. Je ne connais pas le secret, mais il y a un secret ; je ne connais pas le *truc*, mais il y a un *truc*... Tout un parti se formait autour de M. Robin. Ainsi, d'un côté c'étaient les cruautés du prestidigitateur français, qui se jetait à corps perdu sur l'ennemi ; de l'autre côté, c'était une attitude méprisante et digne, comme il convient à des personnes qui, en relations ordinaires avec les esprits, voient bonne compagnie et ne se commettent pas avec le premier venu. Mais ils ne pouvaient garder indéfiniment cette attitude. Pressés par l'insistance de l'opinion, ils ne pouvaient plus rester en place, il fallait avancer ou reculer ; ils suivirent imprudemment M. Robin sur son terrain : eux, habitués aux initiés et aux petits mystères, ils firent appel au grand public, de qui on n'est pas maître ; ils se flattèrent, par un coup de partie, de gagner ce public parisien qui donne

la consécration à tous les talents ; ils ne calculè-
rent pas l'irritation que causerait leur armoire, la
crainte que les hommes, sous le regard les uns des
autres, ont de paraître dupes, ce qu'il y a de particulièrement désagréable à la vanité nationale, de
paraître dupe de charlatans étrangers. Ils convo-
quèrent donc le public à la salle Herz ; il se fâcha,
s'insurgea, la police intervint et ordonna de rendre
l'argent. C'était un immense échec. Depuis, ils
essayèrent de se remettre, mais en vain : le coup
était porté ; ils ne firent plus que languir.

Nous extrayons du journal le *Pays* le récit de
cette mésaventure :

« Nous avons assisté avant-hier soir à la première séance publique donnée à la salle Herz par
les frères Davenport, et le respect de la vérité
nous oblige à dire que nous n'avons jamais été
témoins d'un échec aussi complet.

» M. Duchemin, ingénieur, attache solidement
sur une chaise les frères Davenport et déclare
que pour dénouer le nœud, il faudrait un instrument tranchant. Les portes du cabinet où sont les
deux frères se ferment, le gaz s'éteint sur l'estrade
et aucun phénomène ne se produit. Les instruments de musique dont les médiums sont entourés
restent parfaitement muets. Des murmures se font
entendre, puis des cris, des sifflets, des interpella-

tions. Enfin, après une longue attente, les portes
du cabinet se rouvrent et l'on voit l'un des frères
Davenport libre de tout lien. La corde dont il était
attaché traîne à ses pieds.

» Ici, M. Duchemin demande à voir la corde
et déclare qu'elle a été changée. Cris, trépigne-
ments, vociférations; le tumulte est à son comble.
Le régisseur a de la peine à se faire entendre, y
parvient enfin et dit : « Messieurs, les frères
Davenport vont s'attacher eux-mêmes. » Explosions de rires ironiques; le bruit redouble; tout le
monde se lève.

» Cependant les frères Davenport rentrent dans
leur logette; on ferme les portes et bientôt ils se
montrent attachés sur leurs siéges. Alors un monsieur qui monte sur l'estrade s'approche du cabinet,
et saisissant la travée autour de laquelle s'enroulent
les cordes, montre que la travée est mobile; il
la fait sortir de ses rainures et la montre au public. Cette découverte est le signal d'une véritable
débacle. 60 ou 80 personnes se précipitent sur
l'estrade; on crie, on siffle, on monte sur les
banquettes. C'est un tapage comme il n'y en a jamais eu de semblable ni au Lazary ni à l'Odéon.
Les frères Davenport se sauvent, abandonnant
l'armoire et l'estrade, qui est envahie de tous les
côtés. Des sergents de ville, au nombre de 5 ou 6,

s'efforcent, mais en vain, de rétablir l'ordre. Enfin,
M. le commissaire de police paraît et prononce,
au milieu du brouhaha toujours grossissant, ces
paroles consolantes : « Messieurs, on va vous rendre votre argent. » C'est effectivement ce qui a
eu lieu. Tous les spectateurs sont allés à la caisse
se faire rembourser. »

Pour tirer la morale de cette fable, il me semble
qu'il y en a une excellente. La petite aventure en
question nous démontre cette vieille vérité, que
les yeux ont été faits pour voir et les mains pour
toucher. Les opérateurs de merveilles éteignent
les lumières, ce qui revient à nous crever les
yeux, et si quelqu'un désire entrer dans l'armoire
aux prodiges, après qu'ils l'ont placé entre deux,
ils attachent sa main droite à l'épaule de son voisin de droite et sa main gauche à l'épaule de son
voisin de gauche, comme cela s'est pratiqué à
Londres, suivant le récit du correspondant anglais
du *Temps* (25 février) ; or, si on comprend que les
opérateurs fassent cela, on ne comprend pas autant que les patients les laissent faire, et la naïveté
avec laquelle ils croient ce qu'on leur a si bien
prouvé leur méritera l'honneur d'être reçus dans
une société considérable, qui n'a jamais plus pros-
péré qu'aujourd'hui : les jocrisses du merveilleux.

Je trouve seulement injuste qu'on ait forcé les frères Davenport à rendre l'argent de leur recette. D'abord, les assistants avaient eu un spectacle, et qui valait le prix, car on n'a pas dans tous les salons des personnes qui, fortement liées à un siége, sachent se délier ; et, en outre du plaisir de voir les acteurs, ils ont eu le plaisir de voir les spectateurs, qui devaient être curieux, avec leur attente fiévreuse, leur stupéfaction, leur profonde réflexion sur les causes des effets, et leur figure bouleversée par l'idée qu'ils sont témoins d'opérations surnaturelles. Ensuite, les frères Davenport ont annoncé un mystère, et il est certain qu'il y avait un mystère ; ils tenaient donc tout ce qu'ils avaient promis et étaient dans la stricte légalité. Enfin, à bien peser les choses, je croirais que les spectateurs de cette séance-là avaient, moins que pour toute autre séance, à regretter leur dépense, car les curieux avaient appris le secret et les dupes avaient été avertis, ce qui ne saurait se payer trop cher. Dans une occasion pareille en Angleterre, l'autorité a été autrement inspirée qu'elle ne l'a été chez nous. Le *Herald* rapporte qu'à Newcastle-sur-Tyne les frères Davenport ont donné plusieurs séances, à une guinée par personne ; qu'un spectateur, sous prétexte qu'on lui a volé son argent, a fait citer les opérateurs, et que

les magistrats ont rejeté sa demande, attendu que,
s'il était assez simple pour dépenser son argent de
cette sorte, il n'y avait pas de remède.

Rendre l'argent, il semble que cela aille de soi ;
mais c'est toute une révolution ! A ce compte, on
serait trompé sans qu'il en coutât rien, et l'expérience serait à trop bon marché. J'accuse le commissaire de police qui a décrété cette mesure
d'avoir été trop paternel envers ses administrés,
c'est-à-dire trop faible : il ne leur devait pas l'instruction gratuite ; j'aurais mieux aimé qu'il leur
tînt à peu près ce discours : « Messieurs, je vous
» félicite. Il est vrai qu'il est désagréable d'être
» trompé et un peu humiliant de s'être prêté à
» l'être ; mais calculez combien cette séance vous
» coûte et combien elle vous rapporte, vous trou-
» verez que vous n'avez pas fait un mauvais
» marché. Quatre ou cinq francs pour ne plus
» croire aux esprits qui attachent et détachent les
» gens, c'est pour rien ; et si vous tombez dans
» d'autres erreurs, tâchez d'en être toujours
» quittes à aussi peu de frais ; c'est la faveur que
» je vous souhaite. »

VIII

Spiritisme. — Les spectres.

En 1875, eut lieu un procès en police correctionnelle qui fut d'un fâcheux effet pour le spiritisme. Les faits sont clairement exposés dans le réquisitoire du magistrat. La *Revue spirite* (journal d'études psychologiques), fondée à Paris par Allan Kardec, et continuée depuis sa mort au nom d'une Société anonyme, après avoir fréquemment fait allusion aux photographies spirites obtenues en Amérique, annonça, à la fin de 1873, qu'un photographe, du nom de Buguet, établi à Paris, boulevard Montmartre, 5, et doué des facultés d'un médium, était arrivé, par l'intervention surnaturelle des esprits, à un résultat semblable.

Depuis ce moment, chaque numéro de la *Revue spirite*, qui paraît tous les mois, contenait une épreuve dite spirite, obtenue par Buguet et accompagnée soit d'un article de réclame, soit d'une lettre de remercîment adressée par un client, qui affirmait, dans un langage plus ou moins enthousiaste, avoir reconnu, à côté de sa propre image, l'image d'un parent ou d'un ami décédé.

Buguet percevait 20 fr. pour la pose et le tirage à six exemplaires (format carte de visite) d'une photographie spirite; il déclarait ne point garantir la ressemblance de la personne évoquée, et le prix était dû, que l'image de cette personne fût reconnue ou non.

Les clients qui se présentaient à l'atelier du photographe étaient généralement reçus d'abord par la caissière, la fille Menessier, qui leur posait diverses questions sur l'âge et la physionomie de la personne décédée qu'ils désiraient voir apparaître.

Buguet se présentait ensuite en prenant un air inspiré, et faisant monter le client sur la terrasse où il devait poser, lui recommandait de se mettre en communication par la pensée avec l'esprit dont il souhaitait l'image. Prenant des mains d'un aide opérateur la plaque sensibilisée, placée dans un châssis, suivant l'usage, il la mettait dans l'objectif qu'il disposait au point; puis, pendant que le client posait, il allait s'appliquer la tête contre le mur, agitant les bras et affectant de se livrer à une invocation. La pose terminée, l'aide emportait le cliché pour le soumettre aux manipulations usitées, puis le rapportait au bout de quelques instants. Buguet le montrait au client, qui distinguait plus ou moins nettement derrière sa propre image, ou, à ses côtés, celle d'une forme vague et indécise, ayant l'apparence d'un spectre enveloppé d'un suaire, dont la tête seule se dégageait d'une manière plus ou moins confuse. Avant de se retirer, le client versait le prix stipulé et recevait ses épreuves au bout de quelques jours.

Le photographe ne manquait pas de se plaindre de vives souffrances dans la tête, occasionnées par les évocations nombreuses auxquelles il était obligé de se livrer. Il se faisait faire, par un médium guérisseur, des passes magnétiques de dégagement, ayant pour objet de lui enlever les mauvais fluides dont il se plaignait, et racontait qu'il éprouvait un soulagement, par suite de ce traitement.

Buguet imagina de ne point même exiger la présence de la personne vivante qui voulait faire

évoquer un de ses proches ; il fit connaître qu'il
suffisait à ses clients des départements de lui
envoyer par la poste leur propre portrait ; il
mettait ces portraits dans son objectif en évoquant l'esprit du défunt, dont l'image apparaîtrait
dans la nouvelle épreuve auprès de la reproduction des dits portraits. Il renvoya, en effet, à de
nombreux correspondants, en échange de sommes
perçues sur la base de 20 fr. pour six photographies, des photographies représentant leurs por-
traits-cartes accompagnés d'une silhouette d'apparence spectrale. Pour entretenir leur confiance
dans un pouvoir purement intellectuel et surnaturel excluant toute idée d'artifices matériels, il
avait pris le soin de leur faire connaître à l'a-
vance le jour et l'heure de la prétendue évocation à laquelle il devait prêter son ministère de
médium, afin de leur permettre, disait-il, d'unir
de loin leurs prières aux siennes au moment
opportun.

A la réception des épreuves, plusieurs clients
s'imaginèrent reconnaître quelque défunt les touchant de plus ou moins près. La plupart déclarèrent qu'aucune ressemblance n'existait entre les
traits de la personne dont ils avaient évoqué le
souvenir et l'image apparue auprès de leur propre
portrait.

Le 22 avril 1875, M. Clément, commissaire de police, accompagné de M. Lombard et de l'inspecteur principal Belin de Ballu, se présenta chez Buguet pour constater le flagrant délit, en vertu d'une commission rogatoire de M. le juge d'instruction. MM. Lombard et de Ballu commencèrent par se présenter seuls et demandèrent à Buguet s'il pourrait reproduire l'image du père de ce dernier. Le photographe répondit affirmativement, les fit monter à l'atelier situé sur la terrasse, s'éloigna pendant quelques instants et revint rapportant un châssis fermé, contenant la plaque enduite de collodion. Il la plaça dans son objectif et fit poser M. de Ballu, en lui recommandant de penser à son père ; puis, ayant mis le cliché en communication avec la lumière, il alla s'appuyer la tête le long du mur, pour se livrer à une évocation. A ce moment, M. Lombard intervint, et faisant connaître sa qualité, demanda à Buguet si le cliché ne portait pas une empreinte prise ailleurs. Après quelques hésitations, Buguet se décida à déclarer qu'il portait déjà une image préparée quelques moments auparavant dans un autre atelier. Il fit aussi connaître qu'il se servait d'une poupée dont il changeait la tête à volonté, et qu'il faisait poser devant son cliché pendant un court espace de temps et dans un demi-jour, dans un atelier différent de celui où le client attendait, et situé à une autre extrémité de l'appartement. On trouva en effet, dans ce laboratoire, sur un pilastre en bois peint, une poupée articulée en bois, haute de 15 centimètres, dont la tête était remplacée par une image en carton découpé, représentant une tête de vieillard ; le corps de la poupée était recouvert d'une gaze bleue et d'un morceau d'étoffe noire, drapés de manière à dissimuler les articulations. A une petite distance, était un appareil photographique mis au point. Sur l'invitation du commissaire de police, Buguet produisit l'image d'un spectre, en prenant celle de la poupée dont l'enveloppe légère figurait un suaire. On découvrit, dans un petit cabinet dépendant de l'atelier, une boîte en bois blanc contenant 240 têtes des deux sexes et d'âges divers, découpées et collées sur du carton, après avoir été obtenues par la pose de personnes naturelles et avoir été grandies. On en trouva 59 autres dans une seconde boîte. Ces têtes lui servaient à varier ses apparitions de spectres. On saisit, en outre, une seconde poupée articulée, avec voile vert, servant plus particulièrement à simuler les spectres d'enfants ; un masque en carton représentant une tête de mort ; des perruques et de fausses barbes, une lyre et une guitare. Enfin, on trouva chez un sieur Piedefort, horloger, une boîte à musique qu'un spirite convaincu avait donnée à Buguet, et que celui-ci faisait réparer ; elle servait à accompagner ses évocations.

L'industrie des spirites prospérait. Il ne laissait pas d'y avoir quelques petits désagréments. Une femme de chambre, de Lyon, ne retrouvant rien de son père dans l'apparition envoyée, réclamait ses 20 francs, qu'on lui restituait avec injures et menace de la justice. Ou bien, c'était un publiciste, race qu'il est dangereux de mécontenter, qui réclamait contre l'usage d'une photographie de son beau-père, destinée à faire les spectres. Mais, en général, les clients étaient plus doux : ils versaient la somme demandée aussi souvent qu'il le fallait, et à la fin, en partie par le progrès des représentations envoyées sur leurs indications naïves, en partie par le désir de réussir et aussi de faire leurs frais, ils arrivaient à reconnaître l'image qu'on leur donnait. Voici un type de cette sorte de clients. Un épicier de Montreuil envoie 20 fr. pour la reproduction de l'esprit d'un enfant qu'il venait de perdre ; il reçoit la photographie d'un homme de cinquante ans. Il trouve que l'esprit qui s'est montré est un esprit très-âgé et renvoie 20 autres francs. Nouvel échec. La troisième fois, il envoie encore 20 fr., en insistant sur cette phrase : « Indiquez-moi l'heure, j'unirai mes prières aux vôtres. Je suis convaincu que l'ombre de mon fils réapparaîtra. » Et il ajoutait ce détail : « Ce cher enfant, il avait déjà des connaissances. » Cette fois, il reçut un spectre d'enfant, convaincu que le photographe avait su cela par inspiration, et dans cet enfant, cela va sans dire, il reconnut le sien.

Le procès se jugea les 16 et 17 juin 1875 ; j'eus le plaisir d'y assister ; c'était une rare comédie : le défilé des témoins, les différentes attitudes, tranchant sur la tenue des civils l'attitude provocante de l'ancien militaire qui n'entend pas qu'on rie quand il affirme une chose et promène sur l'auditoire un regard de défi ; le premier effet sur les visages de l'exhibition des mannequins, la lutte intérieure visible, les déclarations de foi ; au milieu de ces croyants, la figure spirituelle et ironique de Mᵉ Lachaud, quelqu'un qui n'a pas la mine de croire aux esprits, et l'air profondément indifférent du photographe, qui voit passer ses dupes et semble se demander ce que lui veut la justice et ce que la morale vient faire là.

On s'imagine qu'en découvrant à ceux qui ont été trompés la grossièreté de la supercherie, ils vont se rendre ; c'est le contraire qui arrive. Ils se disent : je serais donc un imbécile, ce qui renverse évidemment la raison ; parmi les choses étonnantes, il n'y en a pas de plus étonnantes, et on est prêt à tout admettre plutôt que d'admettre ce prodige. Un témoin le déclare avec amertume : « On a dit que j'étais un imbécile » ; mais il ne le croit pas :

« D. Vous avez vu des esprits. — R. Oui.

D. Eh bien ! monsieur, voici la boîte aux esprits. — R. « J'ai vu des esprits ».

Me LACHAUD : Le témoin croit-il encore à la ressemblance des esprits qu'il a vus?

LE TÉMOIN : Je l'ai dit et je le soutiens. »

Chez un bon nombre de gens, moins susceptibles, il y a simplement la foi, qui leur bouche les yeux et les oreilles.

« D. Vous avez vu des esprits? — R. D'abord, je ne voulus pas y croire. En effet, dans le principe, j'obtins une photographie d'un vague inouï. Je demandai à poser encore une fois. Je trouvai là M. Scipion, auquel je me plaignis. C'était un ami de M. Buguet. Je le priai, pour doubler les forces des médiums, de poser avec moi. Buguet revint quelques instants après ; il dit : « Voilà une belle épreuve ; plus souvent que vous en aurez de pareilles ! » En effet, monsieur le président, ma femme est là, bien ressemblante, on ne peut pas s'y tromper... S'il n'y avait que moi, je ne le croirais pas.

M. LE PRÉSIDENT (à Buguet) : Est-ce que vous avez une photographie de la femme du témoin?

BUGUET : Non.

M. LE PRÉSIDENT : Alors, c'est un hasard?

BUGUET : C'est un hasard; oui, c'est un hasard. (Sourires.)

M. LE PRÉSIDENT : Vous voyez, témoin.

LE TÉMOIN : Mes enfants se sont écriés, en voyant le portrait : « Voilà maman! »

M. LE PRÉSIDENT : Ainsi, vous restez convaincu malgré tout? — R. Je reste convaincu que c'est ma femme.

D. Cependant vous connaissez les procédés purement matériels employés par Buguet? — R. Enfin, que voulez-vous, je crois.

D. Mais vous voyez la poupée; vous voyez la boîte? — R. Je suis convaincu. »

Autre déposition :

« D. Comment êtes-vous allé chez Buguet? — R. Un jour, dans un livre, j'ai vu son nom.

D. C'était dans la *Revue spirite?* — R. Non, c'était un livre de Mme Audouard.

D. Eh bien! vous a-t-il reproduit les esprits de personnes que vous invoquiez? — R. J'avais fait une première invocation. Cette première n'a pas

réussi, mais la seconde pose, oui. J'ai vu un esprit;
c'était ma sœur.

D. Comment a-t-il expliqué sa manière? — R.
Il n'a rien expliqué du tout.

D. Enfin, vous êtes bien sûr d'avoir vu votre
sœur? — R. Oh oui! bien sûr.

D. Eh bien, monsieur, vous avez été dupé. — R.
Non.

D. Comment, non! Tenez, regardez, voici la
caisse. Ne croyez-vous pas à une ressemblance
possible entre deux têtes de femmes?... D'ailleurs,
on a constaté les procédés de Buguet. — R. Oui,
j'ai vu qu'il avait un mannequin, mais cela ne
fait rien, il est médium.

D. M. le juge d'instruction vous a montré une
tête? — R. Oui, cela est possible, j'ai bien vu
un mannequin, j'ai bien vu une tête, mais qu'est-
ce que ça prouve? Il a pu s'en servir une fois,
deux fois; mais moi, j'ai évoqué l'esprit de ma
sœur, il m'a apparu. Quant à moi, je suis convaincu.

D. Monsieur, il est bien à craindre que vous ne
soyez la dupe de vos hallucinations et de vos idées.
— R. Non.

D. Il paraît que vous avez donné 4 à 5,000
francs à Buguet? — R. Il faut réduire cela de
moitié.

D. N'est-ce pas vous qui avez fait cadeau de cette boîte à musique ? — R. C'est pour attirer l'attention sur le même sujet des différentes personnes qui évoquent le même esprit. »

Et voici ce qui est plus caractéristique :

« VEUVE RIBAL, dite veuve Allan Kardec, âgée de quatre-vingts ans.

D. Vous avez désiré l'image de votre père ? — R. Oui. Une première fois il m'est apparu un vieillard qui ne ressemblait pas à mon père ; une deuxième fois, mon mari est apparu avec une écriture.

D. Etait-ce son écriture ? — R. C'est tellement réduit qu'on ne peut pas bien reconnaître l'écriture.

D. Pourtant, dans la *Revue spirite*, il y a une attestation qui vient de vous, et qui dit que c'est l'écriture de votre mari ? — R. C'est exact, on la reconnaît à la fin.

D. Mais il y a ici Mᵗᵉ Menessier qui a fait la petite pancarte en question.

M. LE PRÉSIDENT rappelle la fille Menessier : Est-ce vous qui avez écrit ? — R. Oui.

LA FEMME ALLAN KARDEC : C'est l'écriture de mon mari.

LA FILLE MENESSIER : Madame, c'est moi qui ai écrit cela.

La veuve Allan Kardec : Vous pouvez bien le dire, mais cela ne le prouve pas.

M. le Président : Enfin, vous êtes convaincue?

— R. Oui. Comment! il y aurait deux cents lettres de province qui attestent des faits comme ceux-là !

M. le Président : Vous voyez pourtant ce que dit la demoiselle Menessier.

La veuve Allan Kardec : Dès que Buguet dit le contraire de la vérité, sa caissière peut faire comme lui. »

Et puis, il y a spirite et spirite, le vulgaire des spirites, qu'on met en communication avec les esprits, mais qui ne s'élèverait pas jusque là par lui-même, et le spirite qui est en relation directe avec les esprits, le médium. C'est, on le comprend, une supériorité qui accompagne partout la personne. Aussi, quand le président demande à l'un d'eux : « Est-ce que vous seriez un médium à pres-
» sentiment? » il répond avec une dignité simple :
« Oui, monsieur le Président, précisément; je suis
» un médium à pressentiment. »

Les témoins ne se bornent pas tous à protester qu'ils ont vu; il y en a de plus guerroyants; ils portent l'attaque chez l'ennemi :

« D. Vous avez peut-être vu quelque chose, mais peut-être n'est-ce pas un esprit? — R. Peut-être!... Monsieur le président, vous ne croyez pas aux esprits, mais j'y crois parce que j'ai vu ; si je n'avais pas vu, je me serais moqué. Mais avant de juger, on devrait essayer de voir. »

Quelques applaudissements se font entendre au fond de l'auditoire.

Ou bien on apporte de chez soi un argument victorieux, qui nous est apparu un jour dans sa force et qu'on réserve pour les grandes circonstances :

« D. Ainsi, vous croyez au spiritisme? — R. Oui, j'ai dit au juge d'instruction : « savez-vous l'anglais ? si vous ne savez pas l'anglais, vous ne pouvez pas le comprendre. » Eh bien ! c'est la même chose du spiritisme. Le spiritisme, cela se sent. »

Il existe parmi nous tout un peuple innocent qui ne demande qu'à être trompé; si vous le gardez d'un piége, il tombera dans un autre; il mord à tous les hameçons ; dupes ils sont nés, dupes ils mourront ; c'est leur destinée.

La conclusion du procès qui nous fournit ces curieux détails fut la condamnation de Buguet à un an de prison et à 500 fr. d'amende. On nous permettra de l'avouer, ces condamnations ne nous satisfont qu'à moitié. Montesquieu écrivait dans les *Lettres persanes* : « Il y a ici une maison où » on met les fous... Les Français enferment quel-

» ques fous dans une maison pour persuader que
» ceux qui sont dehors ne le sont pas. » Ne pour-
rait-on pas dire de même : « La police emprisonne
» quelques charlatans, pour persuader que ceux
» qui sont dehors ne le sont pas. »

Mais enfin, laissons-la faire ; du moins qu'elle
se contente de punir les charlatans, et qu'elle ne
songe pas à préserver les dupes. Ce serait peine
perdue.

IX

Le spiritisme en Russie.

Un an plus tard, en 1876, on voit reparaître le spiritisme en Russie, et pour recevoir d'une société savante une terrible condamnation. Le *Journal de Saint-Pétersbourg* a publié le rapport de la commission chargée par la Société de physique de l'Université de Saint-Pétersbourg d'examiner et de vérifier les phénomènes dits médiumiques et spirites. Voici les conclusions de ce rapport, dont la publication était suivie de celle des procès-verbaux des séances de la commission et de plusieurs annexes [1].

« Considérant:
» 1° La rapidité avec laquelle s'est répandu au

---

[1] Voir les *Débats* du 20 avril 1876.

commencement de 1872 l'intérêt excité par les phénomènes médiumiques ;

» 2° La légèreté avec laquelle beaucoup de personnes ajoutent foi à la doctrine mystique des esprits ;

» 3° Le reproche que les personnes qui ont propagé cette doctrine chez nous ont fait à la science, de ne pas reconnaître le spiritisme ;

» La Société de physique de l'Université de Saint-Pétersbourg a nommé dans son sein, au mois de mai 1875, une commission spéciale pour l'étude des phénomènes du spiritisme. Cette commission s'est proposé pour but de lever le voile mystérieux qui couvre ces phénomènes, de vérifier leur authenticité, et, au cas où il en serait reconnu de réels, de les étudier avec les moyens de la science.

» De cet examen, la commission a tiré les conclusions suivantes :

» 1° Ceux des phénomènes attribués au spiritisme qui se produisent par l'imposition des mains, comme par exemple les mouvemens des tables, sont incontestablement déterminés par l'effet de la pression exercée intentionnellement ou non par les personnes présentes, c'est-à-dire se rapportent à des mouvements musculaires consciens ou inconsciens ; pour les expliquer il n'est pas nécessaire d'admettre l'existence de la force ou de la cause nouvelle acceptée par les spirites ;

» 2° Des phénomènes tels que le soulèvement de tables et le mouvement de divers objets derrière un rideau ou dans l'obscurité portent le caractère irrécusable d'actes de supercherie, commis sciemment par les médiums. Lorsque des mesures suffisantes sont prises contre la possibilité d'imposture, ces phénomènes ne se produisent pas, ou bien la tromperie est dévoilée ;

» 3° Les bruits et sons, dans lesquels les spirites voient des phénomènes médiumiques ayant un sens et pouvant servir à communiquer avec les esprits, sont des actes personnels des médiums et ont la même portée et le même caractère de hasard ou de supercherie que les divinations et présages de bonne aventure ;

» 4° Les phénomènes attribués à l'influence des médiums et appelés *médiumoplastiques* par les spirites, tels que la matérialisation de différentes parties du corps et l'apparition de figures humaines, sont incontestablement faux ; on doit en effet le conclure, non-seulement de l'absence de toute preuve précise, mais encore de l'absence d'esprit d'investigation scientifique chez les personnes qui croient à l'authenticité de ces phénomènes et décrivent ce qu'elles ont vu, des précautions que les spirites et les médiums réclament d'ordinaire des personnes devant lesquelles ces phénomènes doivent s'accomplir, enfin des cas nombreux où les médiums ont été directement convaincus d'avoir produit par imposture de semblables manifestations, soit par eux-mêmes, soit à l'aide de tiers ;

» 5° Dans leurs manifestations, les personnes qui se disent médiums mettent à profit, d'une part, les mouvements inconsciens et involontaires des personnes présentes, et, d'autre part, la crédulité de gens honnêtes mais superficiels, qui ne soupçonnent pas la supercherie et ne prennent pas de mesures pour la prévenir ;

» 6° La plupart des adeptes du spiritisme ne font preuve ni de tolérance pour l'opinion des personnes qui ne voient rien de scientifique dans le spiritisme

ni de critique à l'égard de l'objet de leur croyance'
ni de désir d'étudier les phénomènes médiumiques
à l'aide des procédés d'investigation ordinaires de la
science. Cependant les spirites propagent avec obs-
tination leurs idées mystiques, en les donnant pour
de nouvelles vérités scientifiques. Ces idées sont
acceptées par beaucoup de gens parce qu'elles répondent à de vieilles superstitions contre lesquelles
la science et la vérité luttent depuis longtemps. Les
hommes de science qui sont entraînés par le spiritisme agissent par rapport à ce dernier comme des
amateurs passifs de spectacles, et non comme des
investigateurs des phénomènes de la nature ;

» 7° Les quelques expériences avec des appareils
à mesurer, que l'on cite comme des preuves en faveur
du spiritisme, ont été exécutées dans des conditions
qui ne permettent pas de jugemens précis, et elles
montrent que les expérimentateurs ne connaissaient
pas suffisamment les procédés de l'étude scientifique
des faits nouveaux et douteux ;

» 8° Chaque fois que des spirites ont été invités
ou se sont offerts à prouver par l'expérience ce qu'ils
affirmaient dans des cercles de personnes connaissant les sciences exactes, ils se sont volontiers mis
à l'œuvre ; mais chaque fois ils ont interrompu les
essais, ont éloigné les médiums et se sont récriés
sur les préventions des expérimentateurs, dès qu'ils
ont rencontré un examen critique des faits observés
et la défiance envers les médiums ;

» 9° Lorsque l'étude des phénomènes prétendus
médiumiques a été entourée des précautions propres
à mettre au jour la participation de « personnes
humaines » à la production de ces faits, et qu'on a
observé les principes rationnels des recherches scientifiques, ainsi que cela a eu lieu dans les observa-

tions de Gay-Lussac, d'Arago, de Chevreul, de Faraday, de Tyndall, de Carpenter et d'autres, il a été constaté que les phénomènes attribués au médiumis-.me sont le résultat ou de mouvements involontaires découlant de particularités naturelles de l'organisme, ou de l'adresse et de la supercherie de gens portant des dénominations analogues à celle de médium. C'est ce que la commission a constaté également dans ses observations sur les trois médiums anglais qui lui ont été présentés par nos spirites.

» Se fondant sur l'ensemble de ce qu'ils ont appris et vu, les membres de la commission sont unanimes à formuler la conclusion suivante :

» Les phénomènes spirites proviennent de mouvemens inconsciens ou d'une imposture consciente, et la doctrine spirite est une superstition.

» *Signé* les membres de la commission : Bobylew, agrégé de physique à l'Université de Saint-Pétersbourg; Borgman, préparateur au cabinet de physique de l'Université de Saint-Pétersbourg ; Boulyguine ; Hezebus, licencié en physique ; Elenew, préparateur au laboratoire de chimie de l'Université de Saint-Pétersbourg ; Kraïévitch, maître de physique à l'Institut des mines et l'Ecole des ingénieurs ; Latchinow, maître de physique à l'Institut agronomique de Saint-Pétersbourg ; Mendéléïew, professeur de chimie à l'Université de Saint-Pétersbourg ; Pétrow, professeur de mécanique ; Pétrouschevsky, professeur de physique à l'Université de Saint-Pétersbourg; Khmolovsky, maître de physique ; Van der Vlie, agrégé de physique à l'Université de Saint-Pétersbourg.

» Saint-Pétersbourg, le 24 mars 1876. »

X

Réflexions générales.

Les croyants aux nouvelles merveilles sont
très-aisément blessés dans leur foi ; il faut les en
avertir, ils sont intolérants : ils ne permettent ni
de nier, ni de douter, ni de rester dans l'indiffé-
rence. Ils raisonnent ainsi : « Si cela n'est pas
vrai, je suis donc absurde, » et ils raisonnent mal.
Une chose peut être absurde, celui qui l'admet
peut ne pas l'être : on n'est pas absurde pour
croire une fois une chose absurde, pas plus qu'on
n'est sensé, pour croire une fois une chose sensée :
il y faut l'habitude et comme l'instinct, car il y a
des esprits qui vont d'eux-mêmes tout droit au
vrai, d'autres qui vont d'eux-mêmes tout droit au

faux. Il n'y a guère que des alliages dans ce monde ; on classe les hommes comme les métaux, par ce qui domine. Quand même la nouvelle croyance serait ce que disent quelques-uns, vous restez, si vous l'êtes, une personne raisonnable qui a une idée étrange. Seulement, il ne faudrait pas abuser.

Le public français est très-dérouté par les phénomènes nouveaux :

Et quel temps fut jamais si fertile en miracles ?
(RACINE.)

Il est aussi très-divisé :

Il y a les croyants, et il en a de tous les degrés, depuis les fanatiques jusqu'à cette personne qui, après les plus beaux succès près d'une table, disait négligemment : « Je crois bien que je pousse un peu. »

Parmi les croyants, les esprits savants voient dans les phénomènes nouveaux une loi nouvelle et toute une révélation scientifique ; les esprits mystiques y voient du surnaturel et l'action du diable.

Il y a les curieux. Ils sont convaincus que les phénomènes nouveaux sont une illusion, et ils étudient cette illusion même. Ils n'avaient pas soupçonné encore que l'esprit humain eût tant de moyens de se tromper. « Les tables tournent, pensent-ils ; ce sont les opérateurs qui les font tourner par des mouvements involontaires, et il n'y a que le premier mouvement qui coûte. Prenons-les sur le fait, s'il est possible. Et en tout cas, comme il est étrange qu'une préoccupation meuve notre corps à notre insu, en dépit de notre volonté ! Des personnes causent avec les esprits, elles le croient, cela est certain ; comme il est étrange qu'une préoccupation crée de pareilles déceptions ! »

Il y a les rieurs, qui ne s'étaient trouvés depuis longtemps à pareille fête. Le monde commençait à devenir triste, ils ont retrouvé la gaieté !

Il y a les gens de mauvaise humeur ; il y en a partout. Ils ont honte de ces folies, comme ils parlent, pour l'esprit humain, pour ce siècle, qui était le siècle des lumières et va devenir le siècle des revenants, pour la France qui a fait mieux que cela. « Autrefois, disent-ils, on avait du bon sens dans ce pays et on tâchait de n'être pas dupe ; c'est bien d'accueillir les faits, mais une personne sage et une honnête personne doivent savoir dire non. Autrefois on avait d'autres récréations : nos pères s'asseyaient le soir, comme nous, autour des tables, mais ils y soupaient, et ils y avaient de l'esprit. » Ils ajoutent que ces pratiques sont malsaines : malsaines pour le corps, puisqu'elles excitent les nerfs d'une génération déjà assez nerveuse ; malsaines pour l'âme, qu'elles habituent aux émotions convulsives, aux petits mystères, et qu'elles dégoûtent du naturel. Ils prédisent, car ils prédisent aussi, que toute cette fantasmagorie s'évanouira au premier jour au bruit des sifflets, qu'une forte réaction surviendra, et qu'on sera très-heureux si, après avoir logé des esprits partout, dans les cloisons et dans les tables, on consent à reconnaître qu'il y en a un dans le corps humain. En attendant, ils souffrent de voir le premier venu évoquer les plus grands hommes pour leur faire dire des sottises posthumes, et ils souffrent lorsque les morts sacrés que l'on cultive pieusement au plus profond de son cœur, que l'on invoque en secret contre les mauvaises pensées et comme témoins des bonnes, sont ramenés au grand jour pour jouer des scènes insensées.

Il y a aussi des gens qui tour à tour observent, rient et se fâchent, selon les rencontres et la disposition du moment.

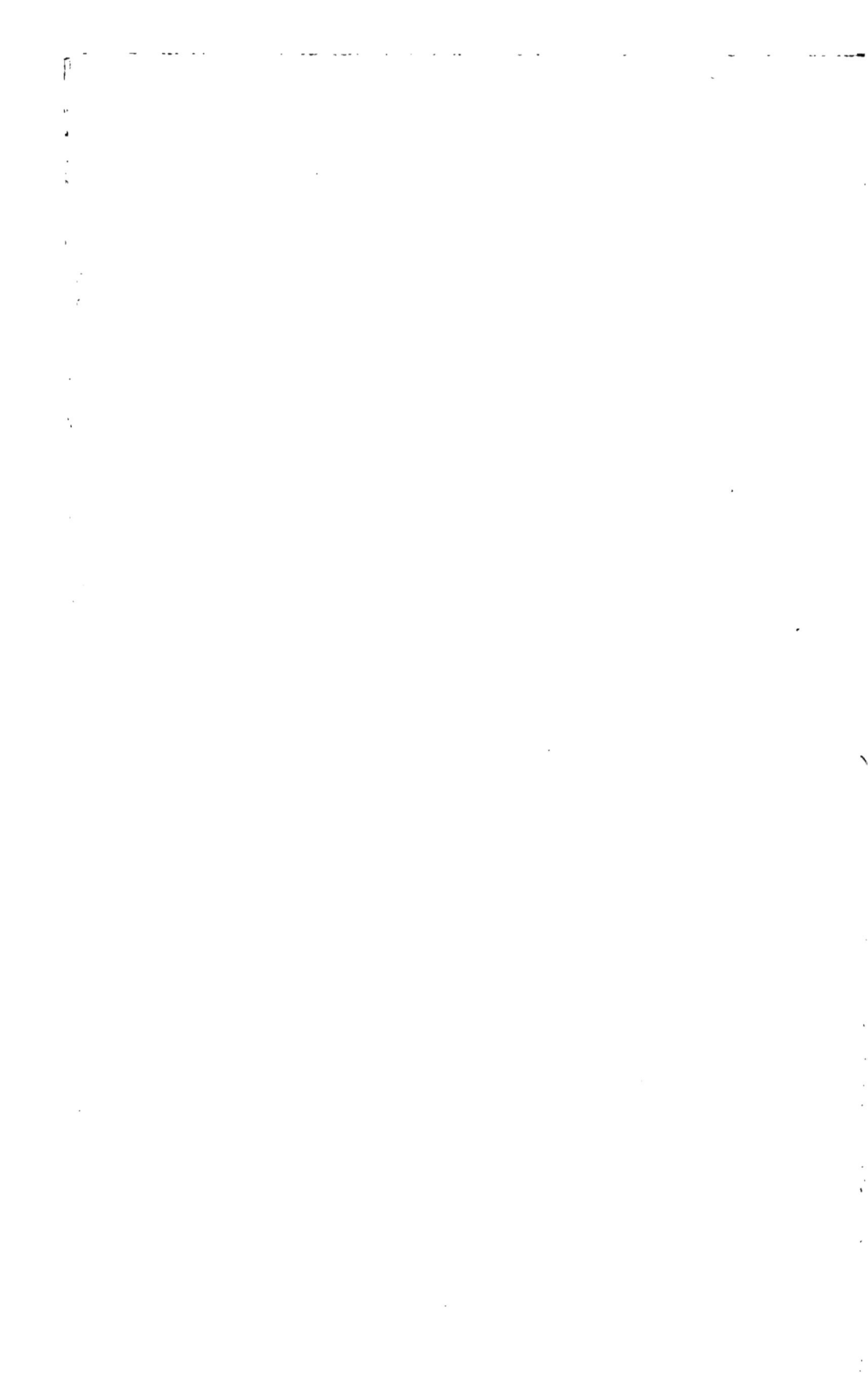

TROISIÈME PARTIE

CRITIQUE

———

I

Quelques règles de critique. — Constatation des faits.

1° Y a-t-il des témoins ? — Toute la question du merveilleux est une question de fait. Ainsi, avant d'expliquer le fait, et, surtout avant de se disputer sur les explications qu'on en donne, il serait bon de rechercher s'il existe. C'est ce que Port-Royal recommande dans une page d'une raison très-fine : « Quand il s'agit de rechercher les causes des effets extraordinaires que l'on propose, il faut d'abord examiner avec soin si ces effets sont véritables ; car souvent on se fatigue inutilement à chercher des raisons de choses qui ne sont point, et il y en a une infinité qu'il faut résoudre en la même manière que Plutarque résout cette question qu'il se propose : Pourquoi les poulains qui ont été courus par les loups sont plus vites que les autres; car après avoir dit que c'est peut-être parce que ceux qui étoient plus lents ont été pris par les loups, et qu'ainsi ceux qui sont échappés étoient les plus vites, ou bien que la peur leur ayant donné une vitesse extraordinaire, ils en ont retenu l'habitude, il rapporte enfin une autre solution qui est apparemment véritable : C'est, dit-il, que peut-être cela n'est pas vrai. »

Fontenelle a *illustré* le précepte de Port-Royal par sa jolie histoire de la dent d'or : « En 1593, le bruit courut que les dents étant tombées à un enfant de Silésie, âgé de sept ans, il lui en étoit venu une d'or à la place d'une de ses grosses dents. Horstius, professeur en médecine dans l'Université de Helmstad, écrivit, en 1595, l'histoire de cette dent, et prétendit qu'elle étoit en partie naturelle, en partie miraculeuse, et qu'elle avait été envoyée de Dieu à cet enfant, pour consoler les chrétiens affligés par les Turcs. Figurez-vous quelle consolation, et quel rapport de cette dent aux chrétiens ni aux Turcs. En la même année, afin que cette

dent ne manquât pas d'historiens, Rullandus en
écrit encore l'histoire. Deux ans après, Ingloste-
terus, autre savant, écrit contre le sentiment que
Rullandus avait de la dent d'or, et Rullandus fait
aussitôt une belle et docte réplique. Un autre grand
homme, nommé Libavius, ramasse tout ce qui avoit
été dit de la dent, et y ajoute son sentiment particulier. Il ne manquoit autre chose à tant de beaux
ouvrages, sinon qu'il fût vrai que la dent était
d'or. Quand un orfèvre l'eût examinée, il se trouva
que c'était une feuille d'or appliquée à la dent,
avec beaucoup d'adresse ; mais on commença par
faire des livres, et puis on consulta l'orfèvre. »
(*Histoire des Oracles*, IV.)

2º Le témoignage est-il authentique ? — On n'en
est pas à apprendre que plusieurs fois on a prêté
à quelqu'un des paroles qu'il n'a pas dites, des
écrits qu'il n'a pas faits, soit qu'on lui ait attribué
à faux des ouvrages entiers, ou, dans un ouvrage
qui est de lui, inséré de faux passages. Tout le
monde sait quelle importance a cette question de
l'authenticité du témoignage dans la critique des
textes et la critique historique, si remarquables de
notre temps.

3º Le témoin n'a-t-il pas trompé sciemment ? —
On connaît la célèbre prédiction de Cazotte, qui
dans un repas, dix années avant 1792, prédit à la

plupart des assistants leur fin tragique. Ce serait
là un fait de prévision bien singulière, s'il fallait
absolument l'admettre; mais on doit réfléchir que
cette anecdote n'a été racontée par La Harpe que
sous l'Empire.

On se rappelle une mystification qui ne date pas
déjà de si loin : ce beau rapport prétendu du grand
astronome Herschell, qui, avec sa longue lunette,
avait vu ce qui se passe dans la lune, en avait décrit exactement la configuration, les productions,
les habitants et les mœurs de ces habitants. Ce petit ouvrage fut acheté à profusion. On ne parlait
plus que des habitants de la lune; à peine quelques
esprits forts osaient-ils émettre un léger doute :
on les écrasait de l'autorité d'Herschell. En fin de
compte, il se trouva que, dans cette affaire, tout
était mensonge, excepté le profit du menteur.

4° Le témoin ne s'est-il pas trompé ? — par ignorance? — par illusion ? D'abord par ignorance ?

> Combien de gens font-i's des récits de batailles
> Dont ils se sont tenus loin !   (Molière.)

Ensuite par illusion ? Les hommes nous trompent
bien quelquefois; mais ils se trompent encore plus
souvent eux-mêmes. L'illusion est la mère féconde
des erreurs. Il est étrange comme, quand nous
avons quelque prévention, elle nous rend sourds

et aveugles. Mettez des hommes de parfaite bonne foi, mais diversement passionnés, devant la même scène, et interrogez-les, ils vous feront des récits tout différents : les uns ont vu et entendu ce que d'autres n'ont ni vu ni entendu, les uns ont vu et entendu le contraire de ce que d'autres ont vu et entendu. Cela nous arrive tous les jours.

La Mothe Le Vayer nous en donne deux exemples tirés des historiens du seizième siècle : « La victoire de l'empereur Charles-Quint sur le duc de Saxe, au passage de l'Elbe, fut publiée par toute l'Europe, comme si le soleil avait visiblement retardé fort longtemps son cours en faveur des Impériaux. Cela passa pour si constant, qu'Henri II s'en voulut informer du duc d'Albe, lorsqu'il vint le trouver pour le mariage d'Élisabeth de France avec Philippe II. La réponse du duc fut digne de lui et de celui qui l'interrogeait : qu'à la vérité tout le monde contait cette merveille, mais qu'il avouait à Sa Majesté que le soin des choses qui se passaient alors sur la terre l'avait empêché d'observer ce qui se faisait au ciel, accompagnant son dire d'un souris qui témoignait ce qu'on devait croire touchant cela. Je prendrai le second exemple de ce qu'a écrit Jean-Baptiste Legrain, que j'estime beaucoup d'ailleurs, dans la décade de Louis le Juste. Il dit, au sixième livre, qu'il observa lui-même dans Paris, l'an 1615, sur les huit heures du soir du 26 octobre, des hommes de feu au ciel qui combattaient avec des lances, et qui, par ce spectacle effrayant, pronostiquaient la fureur des guerres qui suivirent. Cependant j'étais aussi bien que lui dans la même ville, et je proteste, pour avoir contemplé assidûment jusque sur les onze heures de nuit le phénomène dont il parle, que je ne vis rien de tel qu'il le rapporte.» L'histoire rapportée par Walter Scott, sur la foi d'un très-honnête chroniqueur, qui lui-même attestait un bon nombre d'hommes encore vivants, est dans ce genre, mais beaucoup mieux. En Écosse, dans un village sur la Clyde, les habitants avaient été avertis qu'on voyait, le long du rivage, des hommes d'armes qui combattaient : les uns tombaient à terre et disparaissaient, d'autres surgissaient à leur place. On se rendit au lieu indiqué : deux tiers virent, un tiers ne vit pas. « Je ne vis rien, continue le chroniqueur, mais la frayeur et le tremblement de ceux qui voyaient frappaient assez tous les autres. »

« Il y a plusieurs années, dit Michelet (*Pologne et Russie*, 1852), plusieurs villages de Lithuanie ont témoigné authentiquement, et par-devant les magistrats, affirmé par serment, qu'ils avaient vu distinctement au ciel une grande armée qui partait de l'ouest et qui allait au nord. »

Quelle force que celle de la prévention ! Un nommé Sabateï Sévi se présente comme messie et est suivi d'un grand nombre de sectaires. On le juge. Pendant la séance, les sectaires s'écrient qu'ils voient une colonne de feu entre Sabateï et le cadi. Le cadi ne réclame pas, et le messie est conduit en triomphe. Cependant le sultan s'inquiète et fait au messie des conditions : on tirera sur lui; s'il n'est pas tué, il est reconnu pour véritable. Sabateï refuse et abjure. Ses partisans déclarent que ce n'est pas lui, mais le diable, qui a pris sa figure, pour le perdre (*Annales du Crime*, VI).

Molière a touché juste dans son *Avare*, mais Molière n'a pas converti tout le monde.

HARPAGON. Et cette cassette, comment est-elle faite? Je verrai bien si c'est la mienne.

MAÎTRE JACQUES. Comment elle est faite?

HARPAGON. Oui.

MAÎTRE JACQUES. Elle est faite comme une cassette.

LE COMMISSAIRE. Cela s'entend : mais dépeignez-là un peu, pour voir.

MAÎTRE JACQUES. C'est une grande cassette....

HARPAGON. Celle qu'on m'a volée est petite.

Maître Jacques. Hé oui, elle est petite, si on le veut prendre par là ; mais je l'appelle grande pour ce qu'elle contient.

Le Commissaire. Et de quelle couleur est-elle ?

Maître Jacques. De quelle couleur ?

Le Commissaire. Oui.

Maître Jacques. Elle est de couleur..... là, d'une certaine couleur..... Ne sauriez-vous m'aider à dire ?

Harpagon. Hé ?

Maître Jacques. N'est-elle pas rouge ?

Harpagon. Non, grise.

Maître Jacques. Hé, oui, gris rouge, c'est ce que je voulois dire.

Harpagon. Il n'y a point de doute, c'est elle assurément.

Maître Jacques. Ne lui allez pas dire au moins que c'est moi qui vous ai découvert cela.

Explication des faits. — 1° La supercherie ? Il serait bien étrange que la supercherie, qui se glisse partout, ne se fût pas glissée aussi dans le magnétisme, et il serait amusant de rencontrer un croyant au magnétisme qui crût à la bonne foi de tous les magnétiseurs et de tous les magnétisés qui ont paru. N'y a-t-il aucune somnambule qui ait feint de dormir, feint d'être insensible, feint de deviner ce qu'elle savait parfaitement d'ailleurs, ou ce qu'elle avait connu par elle-même, ou ce qu'elle tenait des informations de quelque compère instruit par les causeries de l'antichambre ? On raconte que dans un salon une femme d'esprit, se prêtant aux expériences du magnétisme, fit semblant d'être endormie et en profita pour dire à chacun les plus cruelles vérités. Personne dans la société ne la crut somnambule et lucide : on ne croit jamais qu'une personne qui voit de telles choses voie clair. Mais si, en maltraitant quelques uns, elle eût débité des compliments aux autres, et choisi dans les secrets de comédie, pour les divulguer, ceux que les intéressés eussent choisis eux-mêmes, il est hors de doute qu'elle eût acquis sur place la réputation d'un excellent sujet magnétique. S'il y a eu un seul cas de supercherie, il peut y en avoir eu cent mille, et il est important de se tenir sur ses gardes. Calculez ce qu'une personne d'esprit et exercée, qui saisit au vol les moindres indications, qui ne s'avance qu'à tâtons et se fait aider, calculez ce qu'elle peut deviner justement.

2° Le hasard ? On annonce qu'on tirera un numéro, et on le tire ; une carte, et elle sort. Cela est arrivé à chacun de nous, et nous sommes quelques-uns qui n'en sommes pas plus fiers : car nous savons ce qui en est au fond. Aussi, quand nous avons réussi publiquement une ou deux fois, nous nous arrêtons, pour ne pas compromettre notre réputation d'infaillibilité. L'homme froid parlera ainsi : « J'ai réussi plusieurs fois, mais je me suis trompé, et combien de fois ! Je me suis trompé naturellement et j'ai deviné par hasard. » L'homme prévenu, au contraire : « J'ai deviné plusieurs fois ; j'ai donc la faculté naturelle de deviner ; j'ai le don de double vue. »

3° Le pouvoir inconnu d'une cause connue ? La Place a dit : « Nous sommes si éloignés de connaître tous les agents de la nature et leurs divers modes d'action, qu'il serait peu philosophique de nier l'existence de phénomènes uniquement parce qu'ils sont inexplicables dans l'état actuel de nos connaissances. Seulement, nous devons les examiner avec une attention d'autant plus scrupuleuse qu'il paraît plus difficile de les admettre ; et c'est ici que l'analyse des probabilités devient indispensable pour déterminer jusqu'à quel point il faut multiplier les observations ou les expériences, afin d'obtenir, en faveur des agents qu'elles semblent indiquer, une probabilité supérieure aux raisons que l'on peut avoir d'en rejeter l'existence. » La Place a raison : la science se résigne à admettre des causes nouvelles, mais elle s'y résigne, et elle ne commence pas par là. Virey raconte qu'un mé-

decin voulut fasciner un crapaud : il fit si bien qu'il
eut des nausées et s'évanouit. Revenu à lui, je ne
sais par quel agent il expliqua la chose ; mais c'é-
tait assez du dégoût.

4° Le pouvoir d'une cause inconnue ? Il y a bien
eu un jour, par exemple, où on a découvert le
pouvoir de l'aimant et de l'électricité ; mais, nous
le répétons, avant d'attribuer un fait à une cause
nouvelle, il faut bien constater l'énergie des causes
déjà découvertes, et, avant de déclarer qu'elles
ne peuvent faire une chose, connaître tout ce
qu'elles sont capables de faire. Or, quand on
examine les phénomènes merveilleux que nous
avons cités, d'ordinaire on considère d'un côté
la merveille physique ou morale, de l'autre côté
l'habitude de tous les jours, et, comme il y a d'ici
là une énorme distance, on conclut que, pour la
franchir, il a fallu une vertu merveilleuse aussi.

Nous nous proposerons de combler une partie
au moins de l'intervalle, à l'aide de faits analogues. Nous apprendrons des observateurs ce que
font de surprenant les causes naturelles connues ;
après cela, s'il reste du prodige, il faudra, nous
le disons en toute conscience, il faudra bien s'y
résigner.

En attendant, n'imitons pas les paysans de
Gonesse, qui, voyant en l'air le premier ballon

lancé de Paris, le prirent pour un monstre et voulurent le lapider ; n'imitons pas non plus ces Indiens qui, voyant les Européens communiquer par lettres, s'imaginaient que ces carrés de papier étaient ensorcelés ; ne faisons pas comme, il y a des siècles, Georges Agricola et d'autres métallurgistes, décrivant et figurant gravement dans leurs ouvrages les démons, les gnomes qu'on trouvait en creusant les entrailles de la terre, et qui s'échappaient de quelques soupiraux de l'enfer, pour étouffer les mineurs de vapeurs empestées, ou éteindre leurs lampes, ou causer des explosions épouvantables.

II

Constatation des faits merveilleux. Difficulté.

Est-il donc si difficile de savoir la vérité sur un fait ? Distinguons : on connaît assez aisément ceux qui sont sans intérêt ; mais pour ceux auxquels l'imagination et la passion se mêlent, et les faits merveilleux sont de ceux-là, il n'est rien de plus malaisé, en France du moins. La folie, en d'autres pays, est solitaire, chez nous elle est contagieuse : tout le monde à la fois est fou de la même folie ; elle ne dure pas longtemps, c'est une fièvre de vingt-quatre heures, mais pendant ces vingt-quatre heures elle fait le vrai et le faux comme il lui plaît. Vous qui n'avez pas la fièvre, vous essayez une enquête ; le premier jour, personne ne vous écoute et le lendemain personne ne sait de quoi vous parlez.

Mais le témoignage de personnes honorables ? Cela ne suffit pas encore. Je ne connais pas un fait incroyable qui ne s'appuie sur le témoignage de quelque personne honorable. J'ai beaucoup de goût pour cette sorte de témoins et ne les écoute jamais sans respect et sans sympathie ; si j'étais à leur place, il est probable que je croirais ; mais enfin c'est une grosse affaire d'admettre un fait qui vous force de changer toutes vos idées, et personne ne peut trouver mauvais que je reste sur la réserve jusqu'à ce que je me trouve dans la même circonstance où le témoin s'est trouvé. S'il est naturel qu'il croie avoir vu ce qu'il a vu, il est naturel aussi que j'attende, pour croire, d'être dans le même cas que lui. Je prie qu'on veuille bien réfléchir combien de choses prodigieuses on s'obligerait à admettre sur cette foi. Je considère comme un témoin très-honorable tel écrivain qui affirme que sa pelle et ses pincettes ont quitté d'elles-mêmes la cheminée, sont sorties par la porte et rentrées par la fenêtre ; et pourtant ce témoin serait injuste s'il prétendait m'astreindre à sa parole. On a beau dire, ce ne sera jamais la même chose de voir un fait ou de voir quelqu'un qui l'a vu.

Mais, dit-on, pour les faits scientifiques, l'Académie est là ; il est impossible qu'elle n'ait pas une autorité considérable. Nous répondrons en rappelant ce que chacun a pu observer bien des fois, les singulières dispositions du public à l'égard de ce corps savant. Dès qu'une nouveauté paraît, le public a les yeux sur l'Académie : on la presse de décider, on estime infiniment son jugement avant qu'il soit rendu ; est-il rendu et défavorable, ce qui arrive quelquefois, c'est un soulèvement universel : « Aussi qu'allait-on faire de lui demander son avis ? on sait bien que c'est un corps routinier, qu'il dort sur sa science, que ses idées sont comptées, et que cela le dérangerait d'en admettre une de plus ; » cependant la nouveauté vieillit un peu, elle perd de son charme, on l'oublie et on oublie avec elle la belle passion qu'elle a inspirée ; et quand elle se représente, on lui dit : « Mais pourquoi n'êtes-vous pas approuvée par l'Académie ? Vous devriez-vous faire approuver. » Ainsi va le monde.

Il est d'autant plus nécessaire d'être sur ses gardes avec les partisans du merveilleux, qu'ils donnent à un témoignage unique une plus grande valeur. Un seul fait qui affirme, prouve, disent-ils, plus que cent faits qui nient. Oui, pourvu qu'il prouve quelque chose. Entendons-nous. Un fait s'est passé, une, deux, trois fois ; qui vous dit qu'il a une cause ? Ce peut-être un pur hasard. Il

faut donc qu'il se reproduise régulièrement, car, si
le hasard est grand, il n'y a que la nature qui se
répète toujours. Le fait se reproduit-il constamment ou presque constamment, il reste encore à
savoir s'il peut être attribué à une cause scientifique ou s'il est merveilleux ; si vous le donnez
comme merveilleux, vous permettrez bien que je
l'examine avec plus de précaution encore, que
pour contrôler un fait extraordinaire j'apporte
une attention extraordinaire. Quoi ! lorsqu'il s'agit
d'étudier la nature, je ne me fie à aucune apparence, je renouvelle à l'infini mes observations, je
varie de mille façons mes expériences, je la ques-
tionne, je la torture, je ne la crois pas sur parole,
et vous souffririez que je vous crusse sur parole !
Ce serait injuste. Avant d'admettre la réalité du
fait que vous me proposez, j'ai besoin d'être certain que je ne suis dupe ni des autres ni de moi-
même, certitude particulièrement difficile quand
il s'agit du merveilleux, qui a le don de monter les
imaginations. Par malheur, les conditions physiques et morales qu'on m'impose, dans ce contrôle,
ne sont pas rassurantes.

Les conditions physiques d'abord. Voici une
épreuve décisive : Une somnambule prétend lire
les yeux bandés ; par méfiance du bandeau, vous
demandez qu'elle mette un casque de soie ou

qu'un écran soit interposé entre elle et le livre ; elle refuse, prétextant que ce casque ou cet écran briserait le rapport qui doit s'établir entre elle et l'objet. Qu'y faire ? Si la somnambule a raison, le savant n'a pas tort. Autre exemple : Un spirite en renom affirme que s'il dépose des feuilles de papier blanc, il les retrouvera écrites par des esprits ; il conduit un savant au Louvre, et là, passant de salle en salle, dépose des feuilles de papier, qu'il doit relever plus tard. Le savant ne trouve pas l'expérience bonne : il voudrait qu'on mît une feuille de papier et qu'on ne la perdît pas de vue. Qu'y faire ? Un autre opère des merveilles dans l'obscurité ; on désirerait le plein jour, pour mieux voir, mais les esprits ne consentent à agir que dans l'obscurité. Qu'y faire ? Dans tous ces exemples et les exemples pareils, l'un dit : « Sans cette condition, je ne puis rien ; » l'autre répond : « Avec cette condition, je ne suis sûr de rien ; » ce dialogue pourrait se continuer pendant l'éternité. Quand on en est là, il n'y a qu'à rester chacun chez soi.

Mais ce n'est pas seulement telle ou telle condition extérieure qu'il faut aux opérateurs de merveilles : ils exigent que vous soyez dans les dispositions qui leur conviennent. On se rappelle quelles instructions Deleuze donne à ceux

qui désirent éprouver la vérité du magnétisme.
Il leur dit : *Croyez*. La science dit : *Doutez*. La
raison me dit : « Aie la vue nette, l'esprit libre,
méfie-toi de ton imagination, sois en garde; » l'o-
pérateur me dit : « Concentrez vos idées sur le phénomène qui va se passer, attendez-le, abandonnez-
vous. » Ainsi, si je n'écoute pas l'opérateur, l'effet
sera nul, et si je n'écoute pas la raison, l'effet sera
équivoque. Comment se tirer de là ? J'ose affirmer
qu'on ne s'en tirera pas. Entre ceux qui, au début
de la recherche, vous disent : « Croyez, » et ceux
qui vous disent : « Doutez, » il y a un abîme qui
ne se comblera point. S'il ne s'agit que d'arriver à
la certitude, on y arrive par les deux chemins,
par le premier plus sûrement ; mais s'il s'agit d'arriver à la vérité, à une vérité qu'on puisse démontrer à soi-même et aux autres, c'est différent :
il n'y a que le second chemin qui y conduise. A
ceux qui pratiquent le précepte : « Croyez et
vous verrez, » on aura toujours à faire cette objec-
tion : « Vous verrez parce que vous avez cru;
si vous aviez cru autre chose, vous auriez vu
autre chose, tout ce qu'il est possible de croire
et de voir dans le monde. Il se peut que vous
soyez dans le vrai, car il se peut que ceux qui
vous ont proposé de croire soient eux-mêmes
dans le vrai; s'ils avaient été dans le faux, vous y

seriez comme eux. Est-ce donc être dans le vrai
que d'y être par hasard ? »

Quoi plus! Ils exigent ces dispositions des simples
témoins ; il faut, pour que leurs merveilles réussissent, que les simples assistants eux-mêmes soient
d'avance convaincus. Un témoin, disposé à nier,
ou simplement à douter, est un témoin malveillant,
qui paralyse leur pouvoir, neutralise leur fluide
ou intimide des esprits avec qui ils sont en rapport. Cette rigueur nous semble fâcheuse : fâcheuse
pour la doctrine, qui se réduit à opérer entre
croyants et se retranche la prédication des infidèles ; fâcheuse pour le public, qui ne consent
pas à se livrer ainsi et se prive par son obstina-
tion de vérités d'un haut intérêt. Quelqu'un s'est
plaint à M. Figuier que, se trouvant dans un salon où M. Home donnait une soirée, M. Home,
avant de commencer, l'ait fait sortir comme suspect de doute. Voilà quelqu'un qui aurait pu, si
on avait eu un peu de condescendance pour lui,
devenir un fidèle, tandis que maintenant il est
prévenu, irrité, incurable, je le crains, et mourra
sans savoir qu'un lustre peut se décrocher de lui-
même, se promener dans une salle et se remettre
tout seul à son clou ; qu'il suffit pour cela de la
volonté d'un homme, pourvu que cet homme soit
très-volontaire. A quoi lui aura-t-il servi de naître

au dix-neuvième siècle ? Il est dur, je le répète, d'avoir passé si près de la vérité sans la connaître, et je n'y sais qu'un remède. Voltaire dit, en parlant du comte de Bonneval, qui devint pacha, qu'il fut saisi d'un mouvement de grâce turque. J'espère, puisqu'il y a une grâce turque, qu'il y a aussi une grâce fluidique et une grâce spirite, et que notre incrédule en sera touché un jour.

On trouvera peut-être que nos mystères modernes ressemblent assez aux évocations d'Hécate, telles que les raconte un ancien auteur. Il s'agissait de faire apparaître la déesse sous la figure d'un feu aérien ; un milan ou un vautour portant de l'étoupe enflammée faisait les frais de l'apparition ; et pour que les assistants vissent mieux, il leur était expressément recommandé, aussitôt qu'ils apercevraient la flamme, de se jeter la face contre terre.

Ce ne serait donc pas trop de toute notre raison pour nous bien tenir dans l'examen des faits merveilleux ; et encore, qui peut s'assurer qu'il a cette raison entière dans sa main? Vous, qui pensez être si ferme, êtes-vous certain de ne faire aucune part au merveilleux ? N'avez-vous jamais été tenté de croire à la chance au jeu ou dans les entreprises ? N'avez-vous jamais cru à des pressentiments? Étiez-vous rassuré si, passant le soir dans des lieux dé-

serts, vous avez rencontré un feu follet sur votre
route? Si vous traversiez un bois au clair de lune,
avez-vous regardé intrépidement les formes fantastiques que prennent dans cette lumière douteuse
les troncs et les branches des arbres ? Et le soir,
quand vous êtes seul, songeant près de votre feu,
si le vent gémit à travers les portes, si un meuble
craque, si la bouilloire chante, si un charbon
rongé par le feu imite quelque forme bizarre, et
si vous suivez de l'œil ses métamorphoses, si une
légère flamme bleue voltige sur le bois ou s'élance
comme un jet, alors ne flottez-vous pas entre deux
mondes, entre le monde de la réalité et le monde
surnaturel ? Il me revient en ce moment un souvenir de notre École normale. Un hiver, à la récréa-
tion entre le souper et le coucher, il nous prit l'idée
de faire des lectures à haute voix, et on tomba sur
les *Contes fantastiques*. Représentez-vous une
dizaine de jeunes gens dans une salle d'étude, les
uns autour du poêle, les autres dans des coins,
en silence ; dans le fond, une chandelle unique
entre trois cartons, et dont la lumière baisse à
mesure que la mèche s'allonge, un lecteur insérant
là sa tête, vous comprendrez qu'on se prépare à
des émotions extraordinaires. On riait d'abord de
soi-même ; mais les feuillets tournaient, et les
rêves étranges d'Hoffmann passaient devant nos

14

esprits, nous enlevant l'un après l'autre un peu de notre raison. Faut-il l'avouer? Nous étions là les anciens d'une savante École, plusieurs l'espoir de la philosophie; eh bien! quand l'heure sonnait, nous ne savions plus où nous étions, et nous gagnions nos lits poursuivis par la peur.

III

Premières analogies.

1° *Insensibilité, force extraordinaire, résistance à la destruction.* On sait que l'éthérisation nous rend insensibles aux opérations les plus cruelles. Certaines affections, telles que la folie, la catalepsie, l'hystérie, affaiblissent singulièrement ou détruisent la sensibilité : l'anesthésie d'un côté du corps chez les hystériques est tellement ordinaire qu'on ne fait plus dans les hôpitaux d'expériences là-dessus. Quelquefois elles la pervertissent au point que ce qui excite communément les douleurs les plus vives ne produit que des sensations agréables ou voluptueuses. Le sommeil est, chez certaines personnes, si lourd qu'il est besoin de les maltraiter rudement pour les éveil-

ler ; on en a vu supporter ainsi des coups violents
et même de fortes brûlures. La distraction va
jusqu'à supprimer la souffrance : des soldats dans
l'action sont quelquefois cruellement blessés sans
s'en apercevoir. Zimmermann raconte que le ma-
thématicien Viete, absorbé dans ses calculs, resta
trois jours sans boire, ni manger, ni dormir. Les
aliénés, dont l'esprit est possédé d'autres idées,
supportent des jeûnes qu'ils ne pourraient supporter dans l'état de santé. On en a vu rester sans
prendre de nourriture un mois entier.

Quelquefois la volonté opère une insensibilité
artificielle. Saint Augustin nous a conservé (*Cité
de Dieu*) une histoire où se marque une singulière
action de la volonté sur le corps. « Il y eut un
prêtre de l'église de Calame, nommé Restitutus,
qui, lorsqu'il le voulait, à la demande des curieux
d'une telle merveille, pourvu qu'on imitât des gé-
missements, se séparait de ses sens. Il était étendu
tout semblable à un mort. On le pinçait, on le
piquait, on le brûlait même, il ne sentait rien,
sauf, à son réveil, la douleur de la blessure. Et ce
n'était pas qu'il se roidît contre le mal ; il ne sentait réellement rien de ce qui se passait dans son
corps ; on le voyait à ce que sa respiration était
nulle, comme chez un mort. Pourtant, si on parlait un peu fort, il entendait, disait-il, les voix

comme dans le lointain. » Cardan s'attribue une semblable vertu. « Aussi souvent que je veux, je tombe insensible, comme en extase. Pendant que j'y tombe, je sens au cœur comme si mon âme partait, et dans tout le corps, comme si elle s'ouvrait passage. Elle commence par la tête, surtout par le cerveau, suit toute l'épine dorsale, et n'est contenue qu'à grand'peine. Je sens seulement que je suis hors de moi, et à force d'efforts je me remets peu à peu. »

Que ne peut le moral en ce genre ? La force morale et l'imagination aident sans doute à souffrir la douleur, mais vraiment elles la suppriment quelquefois en tout ou en partie. Avec du courage et une imagination portée ailleurs, on souffre mieux et on souffre moins ; on cite un brigand italien, qui, appliqué à la question, pour lui faire avouer ses crimes, résista aux tourments les plus violents, en répétant : *Ti vedo*. Échappé au gibet par cette constance, on lui demanda l'explication de ces mots : *Je te vois*. C'était la potence, dit-il ; en la voyant, j'avais le courage de nier. On connaît le trait de cet amiral, qui, les quatre membres emportés par les boulets, se fit placer sur un tonneau de son, et commanda encore de la voix. Donnez à une créature faible, à une femme, une forte passion (par exemple, la volonté de sauver quelqu'un qu'elle aime), et vous verrez quels prodiges d'énergie physique elle fera, à déconcerter, à vaincre les hommes les plus robustes. Les médecins prétendent que la passion peut, quand on y fait appel, secouer le plus lourd engourdissement. Le cataleptique de Tulp, raconte Tissot, revint à lui, quand on lui dit qu'il épouserait sa maîtresse. M. de Lagni, qui ne parlait plus et qui paraissait ne plus entendre, nomma encore le carré de douze, quand on le lui demanda. Un de ses collègues, raconte-t-il encore, ne pouvant tirer aucune marque de sentiment d'une femme fort avare qui était tombée en léthargie, s'avisa de lui mettre dans la main quelques écus neufs, et elle commença à reprendre connaissance en les serrant; et M. Morand a vu un joueur qui ne sortit de la plus complète insensibilité que quand on lui cria à haute voix . « Quinte, quatorze et le point. » On connaît les fanatiques de l'Inde : « J'ai vu en plusieurs endroits, dit Bernier, des fakirs qui tenaient un bras et quelquefois tous les deux élevés et tendus perpétuellement en haut par-dessus leurs têtes. Les nerfs s'étaient retirés et les jointures séchées. D'autres, par un vœu particulier, se tenaient sept ou huit jours debout sur leurs jambes, qui devenaient enflées et grosses comme leurs cuisses, sans s'asseoir et sans se coucher, ni sans se reposer autrement qu'en se penchant et s'appuyant quelques heures de la nuit sur une corde tendue devant eux ; d'autres qui se tenaient des heures entières sur leurs mains, sans branler, la tête en bas et les pieds en haut, et ainsi de je ne sais combien d'autres postures. » On sait qu'ils s'enfoncent des clous dans les chairs, se chargent de chaînes, de poids énormes, se brûlent diverses parties du corps. Tout le monde connaît l'ancienne légende de cet anachorète du cinquième siècle, Siméon Stylite, qui vécut trente-six ans sur une colonne.

Comme le corps devient insensible par des causes naturelles, par des causes naturelles aussi il est capable de résister à des agents physiques de désorganisation. Duhamel et Dutillet ont vu des filles de campagne rester dix minutes dans un four chauffé à cent quarante degrés centigrades ; des physiciens ont éprouvé qu'ils pouvaient supporter assez longtemps le séjour dans une chambre à la température de cent vingt-quatre degrés. Cabanis reconnaît que des fanatiques ont reçu quelquefois impunément de très-fortes blessures, qui, dans leur état naturel, eussent été mortelles ou très-dangereuses ; et Montègre assure avoir eu connaissance d'un jeune homme qui, dans un accès de délire frénétique, s'élança par la fenêtre d'un quatrième étage, tomba sur le pavé, et ne se fit qu'une blessure peu considérable à la jambe.

2° *Maladies et guérisons extraordinaires.* Qui n'a éprouvé mille fois par lui-même les effets de la contention de l'esprit, des passions ou de l'imagination sur le corps ? Sous le coup de ces causes morales, on voit tour à tour le corps s'abattre et se relever, mourir et revivre. La colère, la douleur, la joie peuvent tuer. Les filles et les femmes hystériques sont des sujets de merveilles qui se reproduisent sans cesse et qui étonnent toujours. Paralysées d'un membre ou de plusieurs, tout-à-coup, sous une impression extraordinaire, assurées qu'elles vont être guéries, elles se mettent à marcher.

C'est encore ce même principe qui a pu être cause que des morts sont arrivées dans le moment prédit. L'âme effrayée a produit l'affaiblissement qui est l'effet naturel de la crainte ; à mesure que le temps marqué approchait, l'affaiblissement et le dérangement augmentaient dans la plus grande proportion ; le sentiment de cet affaiblissement, ajoutant à la certitude de la prédiction, l'augmentait encore, et les derniers jours ont nécessairement dû être mortels.

Mais c'est surtout l'imagination qui nous tourne

comme il lui plaît. Nous la connaissons tous. Qui de nous, s'il souffrait d'une dent, et était décidé à la faire arracher, ne s'est senti guéri en touchant la sonnette du dentiste? Pensez fortement à une légère douleur qui se produit dans quelque partie de votre corps, elle grandit sous votre regard, et devient presque intolérable. Une faible démangeaison, par exemple, si vous vous imaginez qu'elle est produite par quelque insecte, finira par devenir une démangeaison universelle. Soyez bien persuadé que vous êtes empoisonné, et pariez à coup sûr pour la colique. Les malades absorbés par la pensée de leur maladie, attentifs aux moindres phénomènes qui ont lieu dans leur corps, à mille mouvements d'ordinaire inaperçus, réussissent ainsi à exagérer de petits maux et à se créer des douleurs réelles. La préoccupation de digérer empêche de digérer. Une crise attendue a de grandes chances d'arriver; et si on se distrait, si on l'oublie, de grandes chances de ne pas survenir. C'est une observation sans cesse répétée, que la lecture des livres de médecine fait beaucoup de malades; qu'après avoir lu la description minutieuse des symptômes des maladies, et notre imagination frappée, nous les retrouvons en nous, pensant ainsi tour à tour avoir toutes les maladies qu'on nous a retracées.

Les médecins connaissent bien les propriétés merveilleuses des pilules de mie de pain administrées sous un nom savant, et comment, en maintes rencontres, elles produisent justement les effets que l'ordonnance leur attribue. Il y a mieux que cela. Helwig rapporte qu'un médecin ayant donné à un paysan une ordonnance par écrit, pour le purger, en disant : *prenez cela*, le bonhomme, revenu à la maison, se met au lit, avale le papier, est purgé, et retourne dire au médecin qu'il a été guéri par sa purgation.

Nous le savons tous par expérience personnelle, la venue seule du médecin, quand nous avons en lui grande confiance, calme nos maux ; par autorité, les médecins font faire ce que les remèdes n'eussent jamais fait, et les plus habiles sont ceux qui traitent à la fois la maladie et le malade. Ils peuvent faire des merveilles ; s'ils n'en font pas plus souvent, c'est qu'ils ne le veulent pas. On a conservé les termes mystérieux par lesquels les Grecs chassaient les maux. Contre les fièvres tierces, outre Abracadabra, Sator, Arebo, Tenet, Obera, Rotas, Kiriori, Gibel, etc. Si on est mordu d'un chien enragé, il faut des mots plus infernaux, comme Pax, Max, Adimax. Si on a quelque bras cassé ou le pied démis, Araries, Dardaries, Donatas, Matas, et le reste.

Il y a de singulières communications de maladies par imagination. Nous sommes naturellement portés à imiter les mouvements, à prendre les passions de ceux qui nous approchent. Les enfants laissent naïvement paraître ces impressions ; nous apprenons plus tard à les dominer ; mais toutes les fois que nous nous oublions, elles reviennent. A tout âge, il nous est difficile de voir tomber quelqu'un sans être prêts à tomber comme lui. Plus la maladie dont nous sommes témoins est extraordinaire, plus aussi elle nous frappe extraordinairement et la contagion est à craindre.

Les épidémies de sorciers et de possédés ont été communes. Au commencement du dix-septième siècle, dans le pays de Labourd, compris actuellement dans le département des Basses-Pyrénées, un grand nombre de malheureux furent brûlés comme sorciers. Pierre de Lancre, conseiller au parlement de Bordeaux, après les avoir condamnés, en a écrit l'histoire. Un grand nombre d'entre eux se croyaient *loups-garous;* ils racontaient que, dans cet état, ils avaient mangé des enfants et des jeunes filles, n'omettant aucune circonstance, et fournissant avec une exactitude déplorable tous les prétextes de se faire brûler vifs. Une multitude déclaraient devant leurs juges mêmes qu'ils étaient allés à travers les airs au sabbat, montés sur un bouc ou quelque autre monture diabolique.

Parmi plusieurs épidémies de possession, une des plus célèbres, dite des *nonnains*, se répandit au quinzième siècle sur tous les couvents de femmes d'Allemagne, en particulier dans les États de Saxe et de Brandebourg, et gagna jusqu'en Hollande. Au dire de Simon Goulard, « elles prédisaient, cabriolaient, grimpaient contre les murailles, parlaient des langues étrangères, bêlaient comme des brebis, et quelquefois se mordaient les unes les autres comme des enragées. »

Le médecin Hecquet, qui a prétendu ramener à des causes naturelles les merveilles des convulsions, raconte plusieurs faits curieux de ce genre. A la Nouvelle-France, une fille entra à l'Hôtel-Dieu pour un hoquet continuel et violent, dans lequel elle imitait assez bien le jappement d'un chien. Il y avait dans la salle où on la plaça quatre autres jeunes filles atteintes de diverses maladies ; trois jours après, elles jappèrent avec convulsions et léthargie finale. La première était guérie le cinquième jour. Au bout d'une semaine, on prit le parti de placer chaque malade dans une chambre à part, où elles ne pussent se voir ni s'entendre ; après quoi on les menaça de la discipline si elles continuaient. Le remède opéra.

Dans un autre endroit, c'était une communauté très-nombreuse de filles qui, tous les jours à la même heure, étaient toutes saisies de la même maladie. On entendait un miaulement général par toute la maison, qui durait plusieurs heures, au grand scandale du voisinage. On leur signifia, par ordre des magistrats, qu'il y aurait à la porte du couvent une compagnie de soldats qui, au premier miaulement, entrerait dans le couvent et fouetterait celle qui aurait miaulé. Et le bruit cessa.

Personne n'ignore le trait de Boerhaave dans l'hôpital de Harlem. Des femmes tombaient en convulsion à l'imitation les unes des autres. Il fit rougir un fer au feu et menaça de brûler le bras à la première à qui cela arriverait. Aucune ne tomba.

Le docteur Pezzi, dans un ouvrage publié en italien, rapporte que son neveu, à la suite de la lecture répétée de l'histoire du somnambulisme de Castelli, fut lui-même atteint de cette affection, et qu'il présenta des phénomènes absolument semblables à ceux qui sont rapportés dans cette histoire. Ce qu'il y a de plus remarquable, c'est que le docteur ayant chargé un jeune domestique d'accompagner son neveu pendant les accès et de veiller sur lui, ce domestique fut bientôt lui-même atteint de somnambulisme, et donna ainsi une nou-

velle preuve de l'influence de l'imitation sur la production de cet état.

Bailly a conservé ce fait : « Le jour de la céré-
monie de la première communion, faite à la pa-
roisse de Saint-Roch, il y a quelques années (1780),
après l'office du soir, on fit, ainsi qu'il est d'usage,
la procession en dehors. A peine les enfants furent-
ils rentrés à l'église et rendus à leur place, qu'une
jeune fille se trouva mal et eut des convulsions.
Cette affection se propagea avec une telle rapidité,
que, dans l'espace d'une demi-heure, cinquante ou
soixante jeunes filles, de douze à dix-neuf ans,
tombèrent dans les mêmes convulsions, c'est-à-dire
serrement à la gorge, gonflement à l'estomac, l'é-
touffement, le hoquet et les convulsions plus ou
moins fortes. Les accidents reparurent à quelques-
unes dans le courant de la semaine ; mais le di-
manche suivant, étant assemblées chez les Dames
de Sainte-Anne, dont l'institution est d'enseigner
les jeunes filles, douze retombèrent dans les mêmes
convulsions ; et il en serait tombé davantage, si on
n'eût eu la précaution de renvoyer sur-le-champ
chaque enfant chez ses parents. On fut obligé de
multiplier les écoles. En séparant ainsi les enfants,
et ne les tenant assemblées qu'en petit nombre,
trois semaines suffirent pour dissiper cette affection convulsive épidémique. »

On a rapporté souvent l'histoire de cette guérite
où un soldat s'était pendu et où d'autres soldats
venaient se pendre, et qu'il fallut brûler.

Quant à la communication des symptômes des
maladies, il faut attendre que ceux qui la donnent
comme extraordinaire et que ceux qui la donnent
comme ordinaire aient apporté des faits mieux
contrôlés.

3° *Subtilité des sens*. Quelle peut-être exactement la subtilité des sens dans l'état normal ? Cela
est difficile à apprécier. Nos sens s'aident les uns
les autres et se reposent les uns sur les autres du
soin d'informer l'esprit ; il n'y a presque pas de
circonstances où nous n'usions à la fois de la vue,
de l'ouïe ou du toucher. Il arrive de là qu'aucun
de ces organes ne fait tout ce qu'il peut, ni ne le
montre. Mais réduisez un sens à lui-même, et un
homme à un sens, vous verrez quelle finesse il ac-
querra, quelles ressources auparavant incroyables
il développera. Le fait que raconte Bayle, de cet
aveugle qui, au toucher, distinguait les différentes
couleurs, même entremêlées, est un peu fort ; mais
l'habileté du seul toucher appliqué à des surfaces,
à des étoffes, à des médailles, est bien étonnante.
Qui de nous, clairvoyants, se chargerait, les
yeux fermés, de trouver son chemin, et son
chemin à travers les rues de Paris, comme des

aveugles de longue date le font tous les jours, et comme fit une fois ce quinze-vingts, qui guidait un étranger ? Dans ce cas, l'ouïe, le tact et la mémoire suppléent par une habileté nouvelle au sens éteint. Comme aussi, dans le monde, ces aveugles reconnaissent les gens et leur place au timbre de la voix, au ton de la parole, à la force du son et à sa direction ! Allez à l'Institution des jeunes aveugles, c'est facile ; vous les verrez jouer dans une cour, sans se cogner aux arbres, s'arrêter, dans un corridor, quand quelqu'un vient, de loin, à leur rencontre. Les aveugles ont comme des antennes ; ils sont tout tact. Otez l'ouïe, et vous serez émerveillé de la délicatesse de la vue : elle lira votre pensée, elle devinera vos paroles dans votre physionomie, dans le mouvement de vos lèvres. Même sans supposer des infirmités physiques, et laissant à l'homme toutes ses facultés, n'a-t-on pas vu ce que peut sur elles l'exercice, l'éducation ? ce que devient l'ouïe du chef d'orchestre, qui saisit, distincts les uns des autres, les sons venant de tous les points d'une salle, marque les notes fausses et la place d'où elles sont parties et les nuances d'intonation les plus délicates ? Nous, civilisés, avons-nous la vue perçante ou la fine ouïe des sauvages, qui devinent à des distances énormes leur ennemi ou leur proie ?

La pénétration possible des sens, dans l'état sain, est donc bien plus grande que nous ne le croyons d'ordinaire. Supposez maintenant une affection nerveuse, chacun de nous n'en a-t-il pas vu ou senti des effets étranges : un organe distinguant tout à coup avec une délicatesse étonnante le moindre bruit, la moindre odeur, la moindre saveur, le moindre attouchement ? Et si vous admettez un trouble profond du système nerveux, à mesure que l'affection devient plus grave, les sensations n'en deviennent-elles pas d'autant plus aiguës, en sorte que ce qui était une perception tourne en souffrance ? « Dans l'hystérie, dit Georget, les sens sont quelquefois très-irritables ; la vue ne peut supporter un rayon de lumière, l'ouïe le son le plus léger, l'odorat l'odeur la moins pénétrante ; la pluie, le froid ou la chaleur, les variations de la température, l'air chargé d'électricité incommodent toujours beaucoup les malades. » Dans l'hypocondrie, des symptômes pareils : une irritabilité extrême de l'ouïe, de la vue, de l'odorat, une pareille sensibilité aux variations de la température et à l'électricité de l'air. Un médecin hypocondriaque, cité par Villermay, rapportait qu'il lui semblait entendre par tout le corps. Dans le somnambulisme naturel, n'est-ce pas le tact en partie qui, devenu d'une sagacité merveilleuse, dirige les somnambules dans leurs périlleuses excursions ?

4° *Exaltation des facultés intellectuelles*. Sans sortir des causes morales, on connaît ce que peut faire la passion, ce qu'elle peut donner de pénétration, d'éloquence. Quant aux causes physiques, on sait l'excitation que certaines boissons, et d'abord le café, donnent à l'esprit; quel effet produit sur les Orientaux leur opium mêlé de feuilles d'une sorte de chanvre. Kœmpfer, qui prit en Perse un bol de ces préparations, se crut pendant plusieurs instants transporté sur les nuages au milieu de l'arc-en-ciel, et ne sortit de son délire extatique qu'après un sommeil de quelques heures. Le Vieux de la Montagne, par des breuvages pareils, montait l'imagination des jeunes gens, et leur promettait pour l'éternité les jouissances de ces moments, s'ils exécutaient ses ordres. Le jeûne excite aussi l'imagination. Si l'on dort à jeûn, l'esprit est agité de mille rêveries; car on a, selon l'expression commune, le *cerveau creux*. Les antiques sibylles avaient l'esprit exalté par les vapeurs de l'antre où elles faisaient les prédictions. Chez les Mexicains, les prêtres du soleil s'étourdissaient en se frottant d'un onguent magique, d'une odeur exécrable. Veut-on aller au sabbat,

voici la recette, et vraiment on irait à moins. Il faut
préparer, avec du vieux oing et certaines herbes
magiques, un onguent dont on se frottera les tempes
et les poignets. Ces plantes sont principalement
la mandragore, la belladone, la pomme épineuse
(*datura stramonium*), la jusquiame, l'ivraie, les
pavots ou l'opium, toutes herbes d'odeur et de propriétés étourdissantes, ou stupéfiantes et narcotiques, comme on sait ; mais il serait bien mieux d'y
joindre de la graisse d'enfant, ou tout au moins
de celle de pendu. On sent quel effet doit produire
sur l'imagination ce commerce avec les cadavres.
Enfin, pour achever le mystère, en cuisant cet
onguent, il faut proférer certaines paroles de consécration tirées de l'hébreu ou du chaldéen. Ce
n'est pas tout : il faut se préparer un ou deux jours
d'avance par le jeûne ; puis le soir du vendredi où
l'on se propose d'aller au sabbat, on mangera un
gâteau de millet noir, sans sel, ou du fromage ap-
prêté avec des herbes telles que le coq[1], la menthe
et enfin, après s'être bien frotté d'onguent devant
un brasier ardent, on doit se coucher sur le côté
gauche précisément[2]. Arétée a vu des individus,
atteints de névrose, devenir ingénieux et merveil-

---

[1] Plante corymbifère, d'une odeur agréable, et qui est em-
ployée en médecine.
[2] Virey.

leusement habiles sans maîtres, jusqu'à connaître l'astronomie, la philosophie, l'art poétique, que personne ne leur avait jamais enseigné, et qu'ils semblaient tenir de l'inspiration des muses. Dans la méningite, ou inflammation du cerveau, la raison est quelquefois d'un étrange éclat. Bertrand a vu un jeune homme, qu'il aimait, donner, un peu avant sa mort, le spectacle d'un esprit singulièrement lumineux. Beaucoup d'entre nous ont vu de ces vifs réveils de la flamme de l'esprit qui va s'éteindre.

La mémoire peut subir, dans de certaines affections organiques, de grandes révolutions. Elle s'éteint et se ranime, disparaît sur un point et se concentre sur un autre avec une prodigieuse lucidité. On lit dans l'*Histoire du Sommeil* le fait suivant : « Le physicien Brisson, élevé dans le patois poitevin, l'avait perdu de vue dans sa très-longue résidence à Paris. Devenu vieux, il eut une attaque d'apoplexie, qui, en lui laissant d'ailleurs ses facultés physiques, effaça toutes ses connaissances acquises par l'étude, même le souvenir de la langue française ; mais les impressions primitives du patois de l'enfance reparurent et continuèrent jusqu'à sa mort, arrivée quelque temps après. » M. Moreau (de la Sarthe) raconte, dans l'article *Médecine mentale* de l'*Encyclopédie méthodique*, qu'il a traité un enfant de douze ans qui n'avait jamais eu connaissance que des premiers éléments de la langue latine, et qui, dans les accès d'une fièvre maligne, se mit à parler cette langue avec une pureté et une élégance qu'on ne pourrait remarquer que dans ceux qui seraient des plus versés dans sa pratique. Toutes les facultés intellectuelles de cet enfant étaient, au rapport de l'observateur, notablement augmentées, et il n'était pas reconnaissable, tant il était devenu capable d'exprimer avec force et éloquence les sentiments de reconnaissance qu'il éprouvait pour ceux qui lui donnaient des soins. On est ici sur la voie de cette faculté qu'on a trouvée ailleurs, de parler des *langues inconnues* ; c'est, dans le cas présent, une langue retrouvée.

5° *L'instinct des remèdes* est ainsi restreint par Bertrand lui-même : « Nous ne prétendons désigner par là, dit-il, qu'une extension de la faculté que nous possédons tous, même dans l'état ordinaire de santé, à un degré plus ou moins parfait, d'avoir des goûts et des penchants en rapport avec nos besoins, et dont tous les médecins ont observé un perfectionnement sensible dans plusieurs états maladifs. » Cabanis surtout a signalé l'existence de l'instinct des remèdes comme un fait incontestable et dont il avait été témoin. « J'ai vu, dit-il, des malades dont le goût avait acquis une finesse particulière, qui désiraient et savaient choisir les aliments et même les remèdes qui paraissaient leur être véritablement utiles, avec une sagacité qu'on n'observe pour l'ordinaire que dans les animaux. On en voit qui sont dans le cas d'apercevoir, dans le temps de leurs paroxysmes, ou certaines crises qui se préparent et dont la terminaison prouve bientôt la justesse de leurs sensations, ou d'autres modifications attestées par celles du pouls ou des signes plus certains encore. » Et ici on rencontre encore un vieil observateur, Aristote : « Pendant la veille, les impressions que nous recevons du dehors étant très-fortes, elles absorbent notre attention et nous empêchent de sentir les mouvements légers qui se passent au dedans de nous ; pendant le sommeil, au contraire, ces mouvements intérieurs, deviennent sensibles. Or, les maladies, comme tous les événements, se préparant à l'avance par de petites causes ; le dérangement par lequel s'annonce une maladie qui doit se développer dans la suite est plus facilement aperçu pendant le sommeil que pendant la veille. »

6° *Dédoublement de la personnalité*. Le fait d'oubli au réveil est caractéristique du sommeil nerveux, disons mieux, des crises nerveuses.

Macnish raconte[1] l'histoire d'une dame améri-
caine qui, pendant plusieurs années, passa alternativement par deux états différents, chaque état
ne se reliant qu'à celui qui lui ressemblait, sans
aucun souvenir de l'état contraire. M. le Dr Azam
a publié[2] et commenté le cas pareil d'une femme
qui a alternativement deux existences, dont l'une
ignore l'autre.

En résumé de tous ces faits, il y a dans le corps
humain un organe infiniment mobile, délicat, ca-
pricieux, puissant: les nerfs; il y a dans l'âme une
faculté aussi infiniment mobile, délicate, capri-
cieuse, puissante : l'imagination. Ces deux puissances agissent perpétuellement l'une sur l'autre,
s'exaltent l'une l'autre et se montent à un singulier degré. Si donc il est vrai que la presque
totalité des sujets magnétiques soient ou des femmes, natures nerveuses, passionnées, impression-
nables, ou des enfants faibles et de nerfs délicats ;
s'il est vrai que les hommes qui sont tombés dans
cet état, comme les paysans de Busancy ou les
trembleurs des Cévennes, aient été ou des hommes
simples, faciles à impressionner, par conséquent,
ou exaltés ; s'il est vrai aussi, de l'aveu des ma-

---

[1] *Philosophy of Sleep.*
[2] *Revue scientifique,* 20 mai 1876.

gnétiseurs, que le magnétisme agit surtout sur les
maladies nerveuses, et que les dispositions morales
ont une forte action sur les nerfs, où s'arrête la
puissance des nerfs et de l'imagination dans les
effets attribués au magnétisme ?

IV

Nouvelles analogies. — Illusions, hallucinations.

Je viens à un fait d'une grande importance, aux hallucinations. Il est connu depuis longtemps, mais il n'a été que récemment observé comme il le mérite. M. Lélut a popularisé cette étude par ses livres sur le *Démon de Socrate* et sur l'*Amulette de Pascal*; il l'a suivie plus loin, dans son livre sur la *Physiologie de la Pensée*[1]. On connait le livre de M. Brierre de Boismont : *Des hallucinations*[2]. On ne peut parler de ce sujet sans le consulter perpétuellement. Contentons-nous de pré-

---

[1] Deux volumes in-8º et in-18. Didier.
[2] Un volume in-8º. Baillière. Voir aussi M. Taine, *De l'intelligence*, deux volumes in-8º. Hachette.

senter les principaux faits et les principales réflexions qu'ils suggèrent.

Une idée, c'est, selon la définition de Locke, tout
ce qui est immédiatement présent à la pensée de
l'homme. Les idées se divisent en deux classes,
celles qui dérivent des sensations et celles qui n'en
dérivent pas. La sensation a deux faces : elle est
affective, une modification de la sensibilité, que
l'esprit rapporte à quelque partie de son propre
corps ; ou bien elle est perceptive, et par là nous
fait connaître le monde extérieur. Les diverses
espèces de sensations offrent ces deux parts dans
des proportions variables : dans les sensations de
saveur et d'odeur, il n'y a que la partie affective ;
dans le toucher, l'impression du froid et du chaud
est de cette nature ; tel est aussi, dans l'ouïe et la
vue, le plaisir ou la douleur que telle couleur ou
tel son produit par sa violence. L'odorat, le goût
et le tact passif nous révèlent confusément quelque chose qui est distinct de nous ; le toucher actif
et la vue nous portent manifestement hors de
nous-mêmes, nous mettent en relation avec les
corps étrangers. De là vient cette différence, que
les sensations du goût, de l'odorat, du tact passif,
une fois passées, laissant difficilement un objet
qui se représente à l'esprit, peuvent difficilement
se reproduire ou être rappelées, tandis que des

sensations du toucher actif, de l'ouïe et de la vue, surtout de ces deux dernières, il reste une idée qui persiste d'elle-même, se représente d'elle-même après s'être effacée, ou est rappelée par la volonté. Dans les sensations de l'ouïe, l'idée, comme dit M. Lélut, est véritablement un écho. Les pures sensations de la vue laissent après elles des images tellement distinctes que les philosophes leur ont donné quelquefois une existence corporelle : ce sont les idées vraiment représentatives que nous avons devant la vue intérieure, quand nous pensons à un objet physique individuel, et même quand nous pensons à quelque objet abstrait ou invisible, pour assister notre pensée. « L'âme, dit Aristote, ne peut rien penser sans une image sensible ; » Bossuet, à son tour : « Encore que ces deux actes d'imaginer et d'entendre soient si distingués, ils se mêlent toujours ensemble. L'entendement ne définit point le triangle ni le cercle, que l'imagination ne s'en figure un. Il se mêle des images sensibles dans la considération des choses les plus spirituelles, par exemple de Dieu et des âmes, et quoique nous les rejetions de notre pensée comme choses fort éloignées de l'objet que nous contemplons, elles ne laissent pas de suivre. » Toutes les idées même les plus pures tiennent donc par quelque côté à la

sensation, soit qu'elles viennent de l'impression
des sens, ou que, conçues par un acte plus haut,
elles empruntent une forme à l'imagination et se
rattachent à un signe matériel écrit ou parlé.

Cette union, pour ainsi parler, du corps et de
l'esprit dans les idées est des plus intéressantes.
Nous nous contenterons, pour l'objet de ce livre,
d'en indiquer quelques particularités.

La puissance de se représenter les objets n'est
pas égale en tous les hommes. Tel peintre voit
une fois un paysage, une personne, et les porte
gravés au dedans de lui, et les rend vivants sur
la toile. Tel joueur d'échecs, les yeux fermés,
voit à la fois plusieurs échiquiers, suit les mouvements des pièces et les combine. Tel calculateur
rapide voit dans sa tête des séries d'opérations
comme il les verrait sur un tableau. Tel musicien
entend intérieurement des morceaux compliqués
de musique : Beethoven sourd, composait et se
répétait intérieurement d'énormes symphonies.

Cette vive représentation est encore tout intérieure ; ne semble-t-elle pas faire un pas au dehors dans des moments de profonde préoccupation,
comme raconte Augustin Thierry, lorsque, assis
devant les livres d'une bibliothèque, il voyait se
dresser et se mouvoir devant lui les personnages
que son esprit avait ranimés.

L'illusion fait décidément ce pas : elle projette à l'extérieur l'image intérieure qui, appliquée sur un objet, le transforme. Nous savons tous ce que c'est que les illusions, car tous nous nous amusons à en créer. Voyant un nuage au ciel ou un charbon dans notre foyer qui rappellent de quelque façon une figure d'homme ou d'animal, nous tâchons de compléter la figure : nous négligeons les traits qui s'en éloignent, nous fixons notre attention sur ceux qui s'en rapprochent et peu à peu nous finissons par achever si bien la ressemblance que nous y sommes pris. Elles ne sont pas toujours volontaires. Telle est l'illusion qui nous fait lire les lignes et les mots d'un livre autrement qu'ils ne sont écrits, nous montrant ce qui n'est pas, ne nous montrant pas ce qui est ou l'altérant de mille manières, l'illusion des écrivains, des correcteurs d'épreuves, qui, l'esprit rempli de leur pensée, la lisant en idée au lieu de suivre l'impression, laissent passer des fautes qui les désespèrent et amusent le lecteur. On connaît aussi les effets de la crainte, de la solitude, du silence, de l'obscurité, des lumières douteuses de la lune, du feu ou des torches; ce qui se voit la nuit dans les forêts et dans les cimetières, ce qui s'entend dans les châteaux abandonnés; comment toutes les perceptions se transforment dès que l'imagination les touche. « De quoi j'ai le plus peur, dit Montaigne, c'est de la peur. »

Les parents voient dans leurs enfants des beautés qu'ils n'ont pas, et, en revanche, n'y voient pas des imperfections qu'ils ont ; ils ne sont pas fous pour cela, comme cette pauvre femme qui, devenue aliénée par suite du départ de son fils pour l'armée, et recluse dans un asile où on amène un jour une idiote, la prend pour ce fils qu'elle regrettait, et, pendant des années, ne cesse de lui prodiguer les soins les plus tendres. Dérision où il y a quelque chose de vrai : la force du cœur humain, du cœur des mères.

Tandis que l'illusion peint sur un fond réel, l'hallucination peint sur le vide. L'œil voit ce qui n'est pas, l'oreille entend ce qui n'est pas, et ainsi de chacun des sens. L'hallucination a plusieurs espèces : externe, elle affecte les cinq sens, une partie ou le tout, d'ordinaire plusieurs ensemble. Les plus rares sont celles de l'odorat, ou du goût et du toucher ; les plus fréquentes, celles de l'ouïe et de la vue. Les sensations de l'ouïe prennent quelquefois une allure extraordinaire : des hallucinés croient entendre par le derrière de la tête, par la région du cœur, par l'épigastre, et entendent les paroles avec un son différent des paroles ordinaires ;

après avoir entendu des paroles qui n'étaient pas prononcées par eux, ils se sentent forcés d'en prononcer ou mentalement, ou à voix basse ou à haute voix, par une volonté étrangère. L'hallucination interne se produit sous les formes les plus bizarres. Par suite de quelque maladie des voies digestives, ce seront des phénomènes merveilleux qui se passeront dans l'intérieur du corps : des machinations fabuleuses, des empoisonnements, des décharges électriques, des insufflations de gaz délétères voyageant en tous sens, des animaux vivants, des armées entières qui s'entrechoquent. Sans que les viscères soient affectés, ces phénomènes internes peuvent avoir lieu, lorsqu'un halluciné qui a craint un empoisonnement finit par en sentir les douleurs.

Il y a des hallucinations compatibles avec la raison. Combien de fois il nous arrive d'entendre, dans le silence, des bruits de cloche ou d'enclume. Un aïeul de Charles Bonnet passa une partie de sa vie dans son fauteuil à contempler des scènes fantastiques dont il s'amusait. Ben Johnson observa toute une nuit, autour de son gros orteil, des combats de Turcs et de Tartares, de Romains et de Carthaginois, qui le divertirent. M. Andral frappé par la vue d'un cadavre, la première fois qu'il entra dans un amphithéâtre, rentré dans sa chambre, le vit pendant quelques instants. Dans quel état étrange vécut M. de Savigny, le naufragé de la *Méduse*, obsédé par des visions de toutes sortes, qu'il savait être des visions, et qu'il notait pour en faire l'histoire ! D'autres fois, l'hallucination n'est pas reconnue, mais elle ne trouble pas la raison, et n'est, pour ainsi dire, que la raison excitée. On croit que ce fut le cas de Socrate, de Jeanne d'Arc, de Luther, de Pascal.

Il y a aussi des hallucinations qui compromettent la raison. Tantôt elles sont simples, n'affectent qu'un sens, tantôt elles sont générales, plusieurs sens ou tous les sens étant en même temps troublés. Les hallucinations reconnues pour fausses peuvent conduire à la maladie et à la mort, par la fatigue et la crainte qu'elles causent.

Les hallucinations se montrent dans différentes maladies de l'esprit : monomanie, manie, etc. A Bicêtre, à un moment, sur le nombre des aliénés, plus de la moitié étaient hallucinés. Combien d'actions, et justement les plus bizarres, s'expliquent ainsi, qui autrement seraient incompréhensibles ! Vient d'abord la monomanie, la folie des idées fixes. Un monomane passe sa journée dans une immobilité complète ; il est maintenu dans cet état

par la terreur que lui inspire une voix qui le menace de mort s'il bouge. La stupidité vient souvent ainsi d'une sorte de rêve obstiné, où l'hallucination jette le patient. Un autre malade refuse de
manger, par crainte du poison. Presque toujours
il y a des hallucinations dans la démonomanie :
ce sont toutes sortes de scènes que joue le malin
esprit. Une folle par amour voit son ami partout
avec elle, lui souriant, couronné de fleurs, dans
un nuage ; elle voit partout des roses qu'elle lui
offre à respirer. Dans la nostalgie, les malades
voient leur pays, leurs parents, leurs amis ; dans
la calenture, les marins voient à la place de la mer
une plaine de gazon et de fleurs, où ils veulent se
précipiter ; quelquefois, au contraire, ils cherchent
ainsi à échapper à des apparitions fantastiques
parties du vaisseau. Les vampires et les lycan-
thropes, ceux qui, par une folie très-répandue il
y a quelques siècles, s'imaginaient qu'ils suçaient
le sang des hommes vivants ou qu'ils étaient chan-
gés en loups, présentaient des hallucinations de
ce genre. Chez les maniaques, chez qui les idées
incohérentes se succèdent avec une extrême rapidité, l'hallucination se rencontre très-aisément, on
le conçoit. De là des actes étranges : un maniaque
veut vous frapper parce qu'il a entendu que vous
lui dites des injures ou parce que votre figure est

16

changée en celle d'un ennemi ; un autre se jette par la fenêtre, croyant passer dans un beau jardin ; un autre tourne perpétuellement sur le talon, parce que, par ce mouvement, il élève l'eau à une hauteur énorme. Dans la démence, où les facultés s'oblitèrent, l'hallucination est naturellement moins fréquente, et elle est nulle chez l'idiot et le crétin.

Les hallucinations se rencontrent dans certaines affections nerveuses, qui ont des points de contact avec la folie. Elles sont douteuses dans la catalepsie, la léthargie, très-fréquentes dans l'épilepsie, dont elles déterminent quelquefois les accès. Esquirol a constaté que, sur trois cents malades épileptiques, plus de la moitié étaient aliénés. De même dans l'hystérie et dans l'hypocondrie. Elles naissent aisément chez l'hypocondriaque de cette attention opiniâtrement concentrée sur lui-même. L'auteur du livre *De la solitude*, Zimmermann, était en proie à des terreurs perpétuelles. Des malades attaqués de la chorée ou danse de saint Guy ont raconté qu'ils se croyaient plongés dans un ruisseau de sang, et que c'était pour cela qu'ils sautaient si haut. On a trouvé des hallucinations dans la rage et la colique de plomb. On connaît les hallucinations du cauchemar : on se sent voler, on se sent tomber dans un précipice, on sent ses

jambes et sa langue paralysées, sa poitrine oppres-
sée par un poids, par quelque être malfaisant ou
difforme. Même ces hallucinations sont quelquefois
épidémiques. Le docteur Parent, chirurgien-major
d'un régiment, rapporte que des soldats, ayant
à coucher dans une abbaye abandonnée, hantée,
disait-on, par le diable, se réveillèrent à minuit
en poussant des cris épouvantables, convaincus
d'avoir vu le diable passer sur leur poitrine
sous la forme d'un gros chien noir ; la nuit
suivante, la scène se renouvela. Les hallucinations sont fréquentes dans l'état intermédiaire
entre la veille et le sommeil, et quelquefois, au
sortir du rêve, persistent avec une vérité singulière. L'extase, dans laquelle le corps est comme
mort aux sensations extérieures, et toutes les facultés de l'âme immobiles, concentrées dans un
seul sentiment, amour ou dévotion, l'extase est
propre aux hallucinations. On sait qu'elle est aussi
épidémique. Enfin, plusieurs maladies fébriles
et autres se compliquent d'hallucinations : telles
sont la congestion, l'inflammation des membranes
du cerveau et la fièvre, les maladies de l'estomac,
des entrailles et du cœur.

Les hallucinations ayant la plupart du temps
pour cause quelque préoccupation particulière et
personnelle, on conçoit combien elles seront fa-

vorisées par la préoccupation générale portée
dans le même sens :

« Le cas, dit M. Lélut, où l'halluciné s'abu-
sera le plus souvent et le plus facilement sur la
nature de ses fausses perceptions, sera celui où
ses idées, au lieu d'être purement personnelles,
seront les idées d'une époque, lorsqu'elles se rat-
tacheront à des croyances qui impliquent l'action
des puissances surnaturelles sur les sens.... Tout
à l'heure les bons ou les mauvais anges n'étaient
que désirés ou craints ; l'esprit s'illumine et ils
apparaissent ; ils parlent pour consoler ou menacer. Et comme les hallucinations ne sont pas
toujours externes, qu'elles peuvent être rapportées aux centres nerveux intérieurs, les sensations internes, plus vagues, plus variées, seront
attribuées à cette assistance ou à cette agres-
sion surnaturelle. Des paroles même retentiront
non plus à l'oreille, mais aux principales régions
des foyers nerveux de la vie organique, et par
exemple à l'épigastre. Enfin, par une sorte de
couronnement à tous ces travestissements de la
pensée, il se déclarera un état général où le corps,
non moins compromis que l'âme, mêlera les émotions les plus matérielles aux aspirations les plus
éthérées ; ce qui sera rapporté par l'halluciné à
une intussusception de la puissance céleste. »

Il faut bien nous persuader que nous ne voyons presque jamais une chose comme elle est, que, témoins d'une scène, en parfaite position pour bien voir, notre esprit, occupé par une idée ou une passion, rejette certaines circonstances dans l'ombre, fait saillir les autres, change le tout; que plusieurs spectateurs différemment disposés voient différemment, et qu'une multitude de spectateurs se tromperont pareillement s'ils sont pareillement prévenus. On accuse trop la bonne foi des hommes : ils sont plus véridiques qu'on ne pense ; mais ils sont plus passionnés qu'on ne pense aussi, et souvent, quand ils dupent les autres, ils sont d'abord dupes d'eux-mêmes.

Quelles sont les causes des hallucinations ? Il y en a de morales et de physiques. Aux causes physiques : hérédité, crises organiques, climat, boissons, hallucinations venues de la folie ou des maladies nerveuses ou inflammatoires, il faut ajouter les causes morales : imagination naturellement forte, histoires merveilleuses, récits effrayants, menaces, qui excitent les enfants; ténèbres, silence, isolement qui, on se le rappelle, affectèrent ainsi Silvio Pellico et plusieurs de ses compagnons d'infortune; méditations prolongées, concentration de la pensée; idées dominantes d'une époque, philosophiques, religieuses ou politiques; passions

exclusives, inquiétudes, chagrins, remords, etc.
Il y a là de quoi créer tout un monde fantastique.

Comment se produisent les hallucinations ? Est-
il possible de saisir quelque chose de l'action des
nerfs ? On peut d'abord affirmer que les organes
où ils aboutissent n'ont pas besoin de fonctionner,
puisque des aveugles ont des hallucinations de la
vue, et des sourds des hallucinations de l'ouïe. Il
faudrait donc peut-être admettre que les nerfs ont
deux manières d'entrer en mouvement, soit que
le mouvement aille des extrémités au centre, soit
qu'il aille du centre aux extrémités ; le premier
cas serait celui des sensations ordinaires, et le
second celui des hallucinations, l'esprit mouvant
alors le cerveau et l'impression arrivant à la partie des nerfs qui aboutit aux organes. Par ce que
nous venons de dire sur les hallucinations, on
comprendra le désordre profond qu'un certain
trouble nerveux peut apporter dans les idées, et
si on se reporte ensuite au spiritisme, on concevra
ce qu'il peut renfermer en même temps de sincère
et de chimérique.

Sans aller jusqu'à l'hallucination, l'illusion suffit pour nous prévenir de nous tenir sur nos gardes,
quand il s'agit d'admettre des faits et surtout des
faits extraordinaires.

V

Nouvelles analogies. — Somnambulisme.

Il semble que le nom même de somnambulisme magnétique nous avertit, quand nous cherchons à le connaître, de faire attention au somnambulisme naturel. Deux ou trois faits nous donneront des exemples de ce qui se passe à peu près chez tous les somnambules de cette dernière espèce ; il nous restera à les interpréter.

En voici un cité par l'auteur de l'article *Somnambulisme* de l'Encyclopédie :

« M. l'Archevêque de Bordeaux m'a raconté qu'étant au séminaire, il avait rencontré un jeune ecclésiastique somnambule. Curieux de connaître la nature de cette maladie, il allait tous les soirs dans sa chambre, dès qu'il était endormi. Il vit, en autres choses, que cet ecclésiastique se levait, prenait du papier, composait et écrivait des sermons. Lorsqu'il avait fini une page, il la relisait tout haut d'un bout à l'autre (si on peut appeler lire cette action faite sans le concours des yeux). Si quelque chose alors lui déplaisait, il le retranchait et écrivait par-dessus les corrections avec beaucoup de justesse. J'ai vu le commencement d'un de ses sermons qu'il avait écrit en dormant ; il m'a paru assez bien fait et correctement écrit. Mais il y avait une correction surprenante : ayant mis dans un endroit *ce divin enfant*, il crut, en le relisant, devoir substituer le mot *adorable* à *divin*; pour cela, il vit que le *ce*, bien placé devant *divin*, ne pouvait aller avec *adorable* ; il ajouta donc fort adroitement un *t* à côté des lettres précédentes, de sorte qu'on lisait *cet adorable enfant*. La même personne, témoin oculaire de ces faits, pour s'assurer s'il faisait usage de ses yeux, mit un carton sous son menton, de façon à lui dérober la vue du papier qui était sur la table ; mais il continua à écrire sans s'en apercevoir. Voulant ensuite connaître à quoi il jugeait la présence des objets qui étaient sous ses yeux, il lui ôta le papier sur lequel il écrivait, et en substitua plusieurs autres à différentes reprises ; mais il s'en aperçut toujours, parce qu'ils étaient d'une inégale grandeur ; car, quand on trouva un papier parfaitement semblable, il le prit pour le sien, et écrivit les corrections aux endroits correspondants à celui qu'on lui avait ôté. C'est par ce stratagème ingénieux qu'on est venu à bout de ramasser quelques-uns de ses écrits nocturnes. M. l'archevêque de Bordeaux a eu la bonté de me les communiquer. Ce que j'ai vu de plus étonnant, c'est de la musique faite assez exactement. Une canne lui servait de règle ; il traçait avec elle, à distance égale, les cinq lignes, mettait à leur place la clef, les bémols, les dièses ; ensuite il marquait les notes, qu'il faisait d'abord toutes blanches, et, quand il avait fini, il rendait noires celles qui devaient l'être. Les paroles étaient écrites au dessous ; il lui arriva une fois de les écrire en trop gros caractères, de façon qu'elles n'étaient pas placées directement sous leurs notes correspondantes. Il ne tarda pas à s'apercevoir de son erreur, et pour la réparer, il effaça ce qu'il venait de faire en passant la main par-dessus, et refit plus bas cette ligne de musique, avec toute la précision possible.

» Il s'imagina une nuit, au milieu de l'hiver, se promener au bord d'une rivière et voir tomber un enfant qui se noyait ; la rigueur du froid ne l'empêcha pas de l'aller secourir. Il se jeta ensuite sur son lit, dans la posture d'un homme qui nage. Il en imita tous les mouvements, et, après s'être fatigué quelque temps à cet exercice, il sent au coin de son lit un paquet de la couverture, croit que c'est l'enfant, le prend avec une main et se sert de l'autre pour revenir, en nageant, au bord de la prétendue rivière ; il y pose son paquet et sort en frissonnant et claquant des dents comme si en effet il sortait d'une rivière glacée. Il dit aux assistants qu'il gèle et qu'il va mourir de froid, que tout son sang est glacé. Il demande un verre d'eau-de-vie pour se réchauffer ; n'en ayant pas, on lui donne de l'eau qui se trouvait dans la chambre. Il en goûte, reconnaît la tromperie et demande encore plus vivement de l'eau-de-vie, exposant la grandeur du péril qu'il courait. On lui apporte un verre de liqueur ; il le prend avec plaisir, et dit en ressentir beaucoup de soulagement. Cependant il ne s'éveille point, se couche et continue de dormir plus tranquillement.

» Notez que, lorsqu'il composait ses sermons, il voyait bien son papier, son encre, sa plume, savait bien distinguer si elle marquait ou non ; il ne prenait jamais le poudrier pour l'encrier, et, du reste, il ne se doutait pas même qu'il y eût quelqu'un dans la chambre, ne voyant et n'entendant personne, à moins qu'il ne les interrogeât. Il lui arrivait quelquefois de demander des dragées à ceux qui se trouvaient à côté de lui, et il les trouvait fort bonnes quand on les lui donnait, et si, dans un autre temps, on lui en mettait dans la bouche, sans que son imagination fût montée de ce côté-là, il n'y trouvait aucun goût et les rejetait. »

Dans le *Traité du somnambulisme* de Bertrand et autres livres spéciaux, on trouvera une multitude de faits de ce genre. En voici un curieux :

« J'ai vu, dit Bertrand, une somnambule qui annonça longtemps d'avance qu'à une époque qu'elle fixa elle serait forcée pendant huit jours entiers de *repasser par son enfance*, et qui, en effet, quand l'époque fut venue, parut ressentir une seconde fois, pendant cet intervalle, tout ce qui l'avait frappée le plus vivement dans le cours des premières années de sa vie. Des personnes qui ne l'avaient pas quittée depuis son enfance étaient frappées de la voir retracer mille circonstances échappées à leur souvenir. Du reste, pendant tout ce temps, la somnambule éprouva dans son visage, dans sa manière de s'exprimer, dans ses goûts, dans ses penchants, toutes les modifications qui convenaient à l'âge auquel elle se reportait ; elle s'amusait comme un enfant ; jouait à la poupée. C'était une femme de trente-deux ans, épileptique depuis son enfance. Elle attribuait sa maladie à une vive frayeur qu'on lui avait fait éprouver à l'âge de cinq ou six ans. A cet âge, on avait l'absurdité de la menacer du diable, et un jour on l'avait couchée en lui répétant que le diable l'emporterait ; on fit plus, et, pendant que la pauvre enfant restait livrée à ses terreurs, au milieu de l'obscurité, on poussa la cruauté jusqu'à passer sous sa couverture une main couverte d'un gant de peau avec son poil. On ne réussit que trop à produire sur elle une funeste illusion, et elle eut sur-le-champ une attaque d'épilepsie. La maladie, depuis ce temps, résista à tous les remèdes. Quand la somnambule fut arrivée à l'époque de son enfance où cette scène terrible pour elle s'était passée, elle en reproduisit toutes les circonstances avec la plus grande exactitude ; rien n'y manqua, pas même l'attaque d'épilepsie au moment de la grande terreur. Plusieurs événements qui se rapportaient à peu près à la même époque de la vie de la malade étaient reproduits par elle avec une telle vérité, qu'ils faisaient la plus forte impression sur les spectateurs ; car les personnes qui l'avaient élevée avait tenu envers elle une conduite atroce. Il n'est pas inutile de faire remarquer que cette somnambule avait, comme toutes les personnes épileptiques depuis leur enfance, éprouvé une grande altération dans ses facultés intellectuelles ;

elle était presque idiote et certainement tout à fait incapable de rien faire dans son état ordinaire qui approchât de ce qu'elle faisait en extase. » (*Magnétisme animal.*)

On explique quelquefois les faits de somnambulisme par la seule action du toucher, qui acquerrait dans cet état, une délicatesse inconnue ; certainement le toucher joue ici un grand rôle, et s'il paraît déjà dans l'histoire du premier somnambule, il est d'une bien autre puissance quand des somnambules se promènent sur les toits, car il faut alors qu'ils sentent le vide, et on retrouve dans ces exemples extrêmes ce que nous avons signalé, plus haut, chez les aveugles, dans leurs promenades, et leurs jeux. Est-ce à dire que la perfection du tact agisse seule ? Il est naturel de croire que la mémoire du somnambule agit aussi, que le pouvoir de se représenter les lieux, les objets qu'il connaît est, à ce moment, très-intense, qu'il voit au dedans ces choses avec la même clarté qu'il les a vues au dehors et s'y meut à l'ordinaire. Dans le fait de la seconde somnambule, cette force de la mémoire et de la représentation est manifeste. Le somnambulisme est un sommeil nerveux et, dans ce sommeil, une idée fixe, qui anéantit certains sens, certaines facultés et développe prodigieusement les autres.

Malgré des dissemblances visibles, il a une parenté avec cet autre sommeil nerveux, le somnambulisme magnétique et sert à le comprendre, dans la partie compréhensible, car il ne montre que le degré où peuvent être portées des facultés naturelles et ne nous apprend rien des facultés surnaturelles dont on se plaît à le doter.

VI

Un fait, nouveau cette fois, a paru dans la science, qui promet de jeter un jour très-vif sur le magnétisme animal ; je veux parler de l'hypnotisme. Je rappelle rapidement en quoi consiste cette découverte. Fixez les yeux sur un objet brillant, cet objet un peu au-dessus du front, et par conséquent les yeux dans une situation pénible, la fatigue nerveuse causée par cette concentration du regard vous conduira peu à peu dans un sommeil particulier, qui se manifestera dans le corps par l'insensibilité et la tendance à garder une position donnée, dans l'esprit, par l'exaltation au

moins passagère de l'intelligence et de certains
sens. C'est en 1841 que le médecin anglais M. Braid
a constaté le fait, qu'il a publié six ans après.

Chose étrange ! Le livre de Braid produisit peu
d'effet, même dans son pays. L'analyse de ce livre
par Carpenter dans *l'Encyclopédie* de Todd est de
1849, et ni le volume ni l'article n'ont ému l'o-
pinion. Chez nous, le *Dictionnaire de médecine*
de MM. Robin et Littré le mentionne en 1855, et
il ne se passe pas moins de dix-sept ans, il faut arriver en 1859, pour qu'une si curieuse découverte
prenne rang dans la science française. A cette date,
le livre de Braid se trouva entre les mains d'un
professeur suppléant de clinique chirurgicale à l'é-
cole de médecine de Bordeaux, M. Azam, qui répéta
les expériences d'hypnotisme et signala ces faits au
docteur Broca ; celui-ci les répéta à son tour, et
oo demanda si, grâce à ce sommeil, on ne pourrait
pas pratiquer des opérations sans douleur ; il tenta
et réussit, opéra une malade qui resta endormie
jusqu'à quinze minutes, et en donna communication, le 5 décembre, à l'Académie des sciences.
Quand il tint enfin le volume, il y vit que Braid
avait déjà fait cette expérience et se hâta de le
faire connaître. Désormais, grâce à cette intervention d'un savant de cet ordre, l'hypnotisme fut
connu et le sommeil nerveux hors de cause.

Or, dans ce magnétisme nouveau, il n'y avait ni magnétiseur ni passes magnétiques, par conséquent pas de fluide; il n'y avait pas non plus de volonté étrangère qui commandât au patient de s'endormir; une seule des anciennes conditions subsistait : la fixité du regard. Et pour qu'il fût bien prouvé que tout était là, que l'imagination même n'y entrait pour rien, il se trouva que des animaux, des poules, étaient capables de tomber dans le même état par le même procédé : il suffisait de les attacher sur une planche, de tracer sur cette planche une raie et de tenir leur tête dans cette direction.

Des expériences toutes récentes viennent de reporter vivement l'attention sur l'hypnotisme. M. le docteur Charcot fait, depuis quelque temps, à la Salpêtrière, de bien curieuses expériences. Il en a été publié des comptes rendus dans tous les journaux [1] de médecine; nous donnerons librement des extraits de l'un d'eux :

1º La malade est placée devant un vif foyer lumineux (lampe Bourbouze, lumière de Drummond,

---

[1] *Progrès médical :* Richer, interne des hôpitaux, 23 décembre 1878; Dr Vigouroux, juillet-décembre 1878. — La *Nature*, Dr Cartaz, 18 janvier 1879. — *Gazette hebdomadaire*, p. 77, 155, 464. 1878. — *Gazette des Hôpitaux*, p. 262, 982, 1073. 1878. — *Gazette médicale de Paris*, p. 355 ; Dr de Rause, p. 573. 1878. — *Gazette médicale de France*, Dr Decaisne, 17 décembre 1878. — *Débats*, H. de Parville, 10 janvier 1879.

lumière électrique) sur laquelle on la prie de fixer le regard. Au bout d'un temps généralement court (de quelques secondes à plusieurs minutes) et parfois d'une façon instantanée, survient *l'état cataleptique*. La malade est comme fascinée, immobile, l'œil grand ouvert, fixé sur la lumière. L'anesthésie est complète ; si la malade était préalablement hémianesthésique, elle devient anesthésique totale. Ses membres ont la souplesse de l'état normal ou à peu près (parfois ils sont le siége d'une certaine roideur) ; mais ils ont acquis cette propriété singulière, de conserver l'attitude qu'on leur imprime. C'est bien là ce que tous les auteurs ont décrit sous le nom de catalepsie ; et la malade peut garder pendant longtemps des poses qu'elle aurait même peine à prendre quand elle n'est point dans cet état. Toute communication de la malade avec le monde extérieur semble détruite, et elle ne donne aucun signe d'intelligence aux diverses interpellations qu'on peut lui adresser. Une particularité fort intéressante est l'influence du geste sur la physionomie. Les traits reflètent l'expression du geste qu'on a arrangé. Une attitude tragique imprime un air dur à la physionomie, le sourcil se contracte ; si, au contraire, on rapproche les deux mains de la bouche, comme dans l'acte d'envoyer un baiser, le sourire apparaît immédiatement aux lèvres. C'est là un exemple de ce que, dans le langage de Braid, on appelle le phénomène de la *suggestion.* Cet état de catalepsie dure aussi longtemps que l'agent qui l'a provoqué, la lumière, continue à impressionner la rétine.

2° Si la lumière disparaît subitement, ou si l'on empêche le rayon lumineux de parvenir à l'œil de la malade, en interposant un écran, ou simplement en baissant ses paupières supérieures avec la main, la catalepsie fait place à un nouvel état de somniation, peu défini, que M. Charcot préfère désigner, en attendant mieux, sous le nom vague de léthargie.

La léthargie hystérique, dans ce cas particulier, débute brusquement avec la cessation de l'impression lumineuse ; si elle était debout, la malade tombe à la renverse, la tête rejetée en arrière, le cou saillant. Un phénomène musculaire fort remarquable se développe immédiatement ; c'est ce que M. Charcot désigne sous le nom d'*hyperexcitabilité musculaire* : il suffit d'exciter mécaniquement un muscle au travers de la peau, soit en pressant, soit en frottant même légèrement, pour provoquer sa contraction, qui persiste après l'excitation, si celle-ci est un peu forte et un peu prolongée ; et la contraction passagère se transforme facilement en contracture permanente. L'excitation d'un nerf provoque la contraction des muscles qu'il innerve. L'anesthésie demeure totale et absolue.

Telle est ce qu'on pourrait appeler la première phase de la somniation provoquée.

Mais la malade, jusque-là inerte, peut, sous l'influence de certaines excitations, entrer dans une seconde phase, qui est, à proprement parler, le somnambulisme. Si on l'appelle un peu vivement, elle se lève et se dirige, les yeux toujours fermés ou demi-clos, vers l'interpellateur. On peut la faire écrire, coudre, etc. Elle exécute tous ces différents actes, les yeux fermés, à peu près avec autant de précision que dans l'état de veille. Elle répond parfois aux questions qu'on lui pose avec plus de précision qu'elle ne le saurait faire dans son état normal ; il semble que l'intelligence soit plus excitée.

Pour faire sortir la malade de cet état, comme de l'état cataleptique, il suffit de lui souffler sur le visage, etc. Dans aucun cas, on ne l'a vue conserver le souvenir de ce qui s'est passé pendant ce sommeil.

En résumé, les deux états qui viennent d'être étudiés sont ainsi caractérisés : la catalepsie est produite par l'impression lumineuse et suivie de

la léthargie par la suppression brusque de la
lumière. Le retour de la lumière ramène la catalepsie : il suffit de soulever les paupières de la
malade léthargique, pour faire revenir tous les
signes de l'état cataleptique. Dans cette expérience, la catalepsie et la léthargie se succèdent
tour à tour, au gré de l'expérimentateur, suivant
qu'il maintient ouverts ou fermés les yeux de la
malade.

L'expérience peut être variée de la façon suivante. Supposons la malade plongée dans l'état
cataleptique, sous l'influence d'une vive lumière.
On ferme avec la main un seul de ses yeux,
l'œil droit par exemple, et aussitôt elle devient
léthargique du côté droit seulement, pendant
qu'elle demeure *cataleptique* du côté gauche,
c'est-à-dire que les membres de la face du côté
droit sont inertes et jouissent seuls de l'hyperexcitabilité musculaire, caractéristique de la léthargie, pendant que les membres du côté
gauche seulement ont la propriété de conserver
les attitudes qu'on leur communique. La malade
est à la fois, on peut le dire, hémi-léthargique et
hémi-cataleptique. L'hémi-léthargie ou l'hémi-
catalepsie peuvent indifféremment occuper l'un ou
l'autre côté du corps.

Les contractures variées que l'état de léthargie

permet de donner à la malade se résolvent d'elles-
mêmes et immédiatement, si on vient à la faire
passer directement de la léthargie à l'état normal
par les divers procédés : souffler sur le visage, etc.
Mais si, au lieu de la réveiller, on la rend cataleptique, la contracture persiste tout le temps que
dure la catalepsie, pour se résoudre au moment
où on la plonge de nouveau dans le sommeil. Si
l'on provoque le réveil pendant qu'elle est cataleptique et contracturée, la contracture persiste
alors indéfiniment, et la malade, complétement
revenue à elle, offre toutes les apparences d'une
hystérique atteinte de contracture permanente. Il
n'est alors possible de la débarrasser complète-
ment de la contracture qu'en la plongeant de nouveau dans l'état de somniation.

L'hystérique ainsi affectée de contractures per-
manentes artificielles, par le procédé que nous
venons d'indiquer, est sous le coup d'un état
spécial du système musculaire : les muscles sont
susceptibles de se contracturer sous l'action d'a-
gents très-divers, de l'aimant par exemple, et
la contracture ainsi attirée, en quelque sorte,
sur un autre point du corps, quitte les muscles qu'elle avait primitivement atteints. Ainsi,
supposons notre malade affectée de contracture
permanente artificielle du bras droit ; si l'on fait

agir l'aimant sur le bras gauche, en plaçant ses pôles actifs à peu de distance de la peau, le bras gauche, au bout de peu d'instants, se contracture, en même temps que le bras droit retrouve sa souplesse normale.

Mais la lumière n'est pas le seul agent qui puisse plonger les hystériques dans les états de catalepsie et de léthargie ; les mêmes expériences ont été reproduites, sous l'influence des vibrations sonores. Les malades Gl. et B. sont assises sur la boîte de renforcement d'un fort diapason ; ce diapason, en métal de cloche, vibre soixante-quatre fois à la seconde. Il est mis en vibration au moyen d'une tige de bois qui en écarte violemment les branches ou d'un archet qui frotte son extrémité ouverte. Au bout de peu d'instants, les malades entrent en catalepsie ; les yeux restent ouverts, elles paraissent absorbées, elles n'ont plus de conscience de ce qui se passe autour d'elles et leurs membres conservent les diverses attitudes qu'on leur imprime. Si l'on arrête brusquement les vibrations du diapason, immédiatement les membres reprennent leur souplesse et les malades sont plongées dans la léthargie. Ici la léthargie possède tous les caractères décrits précédemment. Au milieu de l'état léthargique, de nouvelles vibrations du diapason ramènent la catalepsie.

Il semblerait donc que la suppression de l'agent qui a provoqué la catalepsie soit la condition nécessaire de sa disparition pour faire place à la léthargie ; mais il faut que la transition soit brusque, la lumière par exemple éteinte tout à coup, ou bien les vibrations du diapason arrêtées soudainement. Si on laisse les vibrations s'arrêter d'elles-mêmes, la catalepsie persiste.

L'action de l'agent qui a produit la catalepsie peut donc s'épuiser, disparaître, et la catalepsie n'en persister pas moins. En effet, nous voyons la malade sur laquelle on a répété ces diverses expériences demeurer pendant quelque temps, un quart d'heure ou une demi-heure, jusqu'à ce que les distractions, une petite promenade au grand air, aient tout fait disparaître, dans un état de prédisposition tout spécial, qui fait qu'elle entre en catalepsie toute seule, sans l'intervention appréciable d'aucun agent extérieur, comme par les seules tendances de son organisme ébranlé.

Enfin, des effets absolument semblables à ceux que nous venons d'exposer sont obtenus sans l'intervention d'un foyer lumineux ou des vibrations sonores. Il suffit de regarder fixement la malade dont le regard est dirigé sur celui de l'expérimentateur ; quelle que soit la personne qui la regarde fixement, B..., dont la sensibilité à ce genre d'expériences est très-grande, tombe presque immédiatement en crise. Chez les malades plus longues à endormir par ce moyen, la léthargie semble précédée d'une sorte d'état cataleptique. Tout ceci s'obtient sans manœuvres particulières, et sans que la personne de l'expérimentateur y soit pour quelque chose.

Une fois la malade endormie de cette façon, il n'y a qu'à lui ouvrir les yeux pour la rendre cataleptique ; et l'on peut répéter à volonté, ajoutons sans grande fatigue pour la malade, toute la série des expériences reproduites plus haut.

Aux expériences si précises que nous avons rapportées, M. Charcot en a ajouté d'autres également très-curieuses, sur la valeur desquelles il importera d'être parfaitement fixé. L'hystérie amenant aisément, comme on le sait, l'insensibilité d'un côté du corps, on a vu qu'on peut transporter cette insensibilité au côté opposé ; le fait, singulier en lui-même, le devient encore davantage par les moyens employés. De ces moyens, il en est un qui paraît naturel : l'emploi de l'électricité, celle des machines et celle des piles ; à l'électricité il faudrait en joindre un autre, déjà plus singulier, l'aimant, soit l'aimant ordinaire, soit l'aimant artificiel obtenu par l'électricité (le solénoïde). Mais, voici qui est moins attendu. On a cru reconnaître que les métaux ont une action très-fréquente, et non pas un métal en général sur une personne en général, mais un métal particulier sur une personne particulière, en sorte que celle qui est sensible à un métal est indifférente à un autre : telle est sensible à l'or, qui ne l'est pas à l'argent, telle est sensible à l'argent qui ne l'est pas au cuivre, etc., etc. Il est à noter que presque tout le monde est sensible à l'or.

Plus la science contemporaine, avec sa méthode sévère, a d'autorité, plus il importe qu'elle ne couvre de cette autorité que des découvertes incontestables. Or, dans ce monde d'hystériques, tout l'avertit de ne marcher qu'avec les plus grandes précautions. Cette résurrection de la vieille métalloscopie et métallothérapie, retrouvées, il y a une trentaine d'années, par le Dᵣ Burq, est assez importante pour qu'on ne leur attribue pas le caractère scientifique avant de s'être exactement garanti contre les illusions qu'il y a toujours à craindre quand on expérimente sur des hystériques. Et puisque nous en sommes à faire nos réserves avec les savants, on nous permettra aussi d'éveiller tous les scrupules des médecins qui appuient de leur nom les faits qu'on rapporte de la stigmatisée belge, Louise Lateau, qui a fait beaucoup de bruit. Au commencement de 1868, les stigmates, qui rappellent les plaies de la passion, commencent à se déclarer chez elle, accompagnés d'extases, qui ont le caractère tantôt d'obsession diabolique, tantôt de contentement divin, et elle rend les scènes du crucifiement et de la résurrection. Elle passe à l'état de pur esprit, ne mangeant pas, ne dormant pas, demeurant jusqu'à trois ans et demi sans connaître des nécessités humiliantes. Un médecin français, le Dr Bourneville, a critiqué la légende [1]. Des faits rapportés, il regarde les uns comme communs aux hystériques ; pour d'autres moins fréquents, par exemple la sueur de sang, il apporte des analogues ; quant à certains faits très-singuliers, l'absence de nourriture, etc., il demande qu'ils soient bien constatés et trouve qu'ils ne l'ont pas été suffisamment et que cela est on ne peut plus difficile. Il ne lui convient pas de s'en remettre aux assertions de la malade ; il voudrait être assuré contre les complaisances naturelles de ceux qui mettent dans ces choses un intérêt de croyance, et contre la complaisance naturelle de la personne que peut flatter la pensée d'être une créature d'exception et la vue de sa propre gloire.

Revenons à l'hypnotisme et aux réflexions qu'il

[1] *Science et miracle.* Delahaye.

suggère sur le magnétisme animal. On sera en droit d'admettre, jusqu'à preuve du contraire, que, lorsqu'on vous magnétise, l'immobilité du corps, la fixité du regard attaché sur le magnétiseur, la fixité du regard du magnétiseur attaché sur vos yeux, les passes répétées avec lenteur, le sérieux et comme la solennité de l'opération, l'attente de ce qui va arriver d'extraordinaire, tout cela agit sur vos nerfs et sur votre imagination. On sera surtout porté à le croire si on ajoute à ces procédés les anciens procédés de Mesmer, abandonnés maintenant, le demi-jour, les parfums, la musique, la baguette et le baquet mystérieux, la chaîne formée par les magnétisés, avec la contagion des uns sur les autres, au moment surtout des crises nerveuses auxquelles aboutissaient souvent ces pratiques. Du reste, on a vu des croyants s'endormir à la seule idée qu'ils touchaient un objet magnétisé ou que le magnétiseur leur ordonnait de s'endormir, même quand l'objet n'était pas magnétisé et que le magnétiseur ne leur ordonnait pas de s'endormir. A ce compte, l'hypnotisme ne serait que le magnétisme réduit au plus clair, le phénomène naturel dégagé de la fantasmagorie qui le cache.

L'hypnotisme enseigne deux vérités à deux sortes de personnes différentes. A ceux qui niaient tout dans le magnétisme animal, il enseigne qu'il y a un sommeil nerveux, distinct de l'autre sommeil par sa nature et ses effets, et qui peut être produit par artifice ; à ceux qui voyaient dans le magnétisme animal un effet d'autorité et de fluide, il enseigne qu'on n'a que faire ni de l'un ni de l'autre, et qu'il suffit du trouble nerveux ; enfin, il nous enseigne à tous qu'il faut toujours distinguer les faits de l'explication qu'on en donne. Les croyants sont injustes quand ils accordent au fluide la même foi qu'ils accordent au sommeil, et les incrédules sont injustes aussi quand ils refusent de croire au sommeil, parce qu'ils refusent de croire au fluide.

Quand on se demande pourquoi le magnétisme animal a été, en son temps, attribué à un fluide plutôt qu'à telle ou telle autre cause, il y a de curieuses observations à noter. D'abord, un fluide étant à la fois très-rapide et invisible, il est toujours commode d'avoir à sa disposition un agent si subtil et si discret. Il n'est pas jusqu'à la grâce théologique qui n'ait revêtu cette forme. La sincère Mme Guyon, tout éveillée, sentait la grâce divine descendre dans son corps et l'enfler, au point de le rompre, si on ne l'eût délacée ; et, autour d'elle, des femmes éveillées, femmes du plus grand monde, recevaient en silence les effluves du fluide céleste. C'est toujours l'agent convenable à ces brusques mouvements de la sensibilié, qui semble se jeter tout entière tantôt d'un côté, tantôt de l'autre ; mais en ce moment du dix-huitième siècle, le fluide était inévitable. Comme les faits de maladies et de guérisons merveilleuses sont anciens, comme aussi on leur a toujours cherché une cause, on leur a constamment attribué la cause qui, au moment même, était en faveur. Quand on croyait généralement à l'influence des planètes, c'était l'influence des planètes ; quand on fit attention à la propriété singulière de l'aimant, on ne vit plus qu'aimant, et on pensa bien qu'avec deux boussoles aimantées, munies chacunes de leur alphabet, on s'entendrait aisément à quelques centaines de lieues ; quand, sous l'empire des préoccupations religieuses, on voyait partout une puissance céleste ou infernale, la cause de ces accidents bizarres fut une puissance céleste ou infernale. Enfin, notre temps, qui a vu naître l'électricité, cherchant à tout des causes physiques, les a formées volontiers sur ce modèle. Nous nous montrons autrement rigoureux que les historiens croyants des possédées de Loudun : à la place des exorcistes nous avons mis un magnétiseur, et à la place du diable un fluide. Vienne une autre

découverte qui détrône la découverte de l'électricité, on peut penser que l'éternel agent des
merveilles se transformera une fois encore. Les
générations se suivent et se ressemblent : elles
ont la même folie, chacune l'habille à sa mode.

VII

Poussons plus avant nos recherches, ne nous contentons plus de parler en général de trouble nerveux, essayons de connaître en quoi il consiste ; voici un livre de M. Maury, sur le *Sommeil et les rêves*, qui nous y servira. On s'imagine qu'il est difficile d'étudier le trouble nerveux, qu'il faudrait pour cela courir les hôpitaux et dévorer les livres de médecine ; mais que dirait-on si ce trouble nerveux se produisait chaque jour dans chacun de nous, s'il durait un tiers de notre vie, s'il reproduisait en passant, et comme en abrégé, les faits étranges que nous admirons ailleurs ! Or cet état existe : c'est le sommeil, avec les rêves. M. Maury y a trouvé les traits essentiels qui se trouvent dans

certaines affections extraordinaires : l'aliénation
mentale, l'hallucination, le délire, l'extase, le somnambulisme naturel, l'hypnotisme, etc. ; il a appliqué à cette étude toute l'exactitude de la méthode
d'observation qui n'admet que les faits bien constatés, et toute la sévérité scientifique qui n'attribue
à ces faits d'autres causes que les causes de la
nature. A l'intérêt qui s'attache à une telle étude,
il a ajouté un attrait des plus piquants : il a observé
sur sa propre personne, notant ses rêves au réveil
ou faisant noter sur place les paroles qui les tra-
hissent, indiquant les circonstances où ils se sont
produits, essayant de les produire à volonté. On
ne saurait vraiment être plus ingénieux.

Qu'est-ce que le sommeil ? Un épuisement de la
force nerveuse, qui a besoin de se refaire. La vie
organique se ralentit, la circulation, par exemple,
et, par l'effet de ce ralentissement, une sorte de
congestion se forme dans le cerveau ; en même
temps la vie de relation s'affaiblit ; les mouvements
musculaires cessent presque complétement, et les
sens sont émoussés ou aux trois quarts abolis.
Quant aux facultés intellectuelles, la volonté disparaît ou s'affaiblit, entraînant l'attention et la
raison avec elle ; toutes les autres peuvent, soit
s'endormir, soit rester éveillées, car on sait combien le sommeil a de degrés, depuis le sommeil

18

profond jusqu'au sommeil en proie aux rêves les plus agités. Tel est le sommeil ; marquons maintenant, avec M. Maury, les effets singuliers qu'il cause.

Il peut causer l'insensibilité. M. Maury en cite des exemples, entre autres l'exemple d'une personne à laquelle on brûla, pendant son sommeil, un calus au pied, sans qu'elle s'en aperçût. J'ai connu aussi autrefois un Auvergnat, de sang épais, comme on dit, qui avait le sommeil si lourd qu'on pouvait le frapper à grands coups de chaise sans qu'il s'éveillât ou donnât aucun signe qu'il le sentit ; mes amis et moi renouvelions de temps en temps l'expérience.

Le sommeil fait à l'intelligence une autre vie que la vie éveillée. Le songe reproduit les idées de la veille, mais sans l'ordre que la raison y met ; elles se représentent ensemble comme elles se sont présentées, à l'aventure, ou elles se lient par des rapports superficiels, ou elles sont suggérées par quelque sensation qu'un sens mal endormi transmet encore, soit par quelque impression sourde de la vie végétative, soit par le mouvement spasmodique de quelque fibre du cerveau. Généralement, la volonté directrice n'est plus là, l'automate va seul et lorsqu'il suit ses idées, les suit, parce qu'il l'a fait éveillé.

Autre fait remarquable. Dans le sommeil et dans l'état qui précède et l'amène, interviennent des images, des visions dont notre esprit est assiégé. Elles ne sont pas l'idée abstraite et intérieure; elles sont l'idée prenant un corps, une existence à part et apparaissant du dehors à l'intelligence comme un objet étranger. Il ne reste plus qu'un pas à faire : à la voir les yeux ouverts; c'est ce qui arrive lorsque nous nous éveillons d'un rêve où elle nous a frappés vivement; c'est aussi ce qui arrive en pleine veille, par l'effet d'un trouble nerveux ou d'une préoccupation intense, et ce que l'on nomme hallucination.

En présence de ces hallucinations, notre personnalité se dédouble : nous attribuons à un autre être des idées, des paroles qui sont bien à nous, mais que nous méconnaissons. M. Maury se souvient d'un rêve parfaitement clair, où il soutint avec un interlocuteur une discussion sur l'immortalité de l'âme. « Tous deux, dit-il, nous faisions valoir des arguments opposés, qui n'étaient autres que les objections que je me faisais à moi-même. » Une autre fois, pendant la veille, le nom de Mussidan se présente à lui, sans qu'il se rappelât où était située cette ville ; il s'endort : un personnage lui apprend que c'est le chef-lieu d'un canton du département de la Dordogne ; une autre fois encore,

parlant anglais en songe, dans une visite imagi-
naire, il commet une faute d'anglais, et la personne à qui il fait visite le reprend, en lui disant
la locution correcte.

Une des facultés intellectuelles qui sont le plus
développées par le sommeil est la mémoire. Voici
un fait bien digne d'être noté, que M. Maury raconte :

« J'ai passé mes premières années à Meaux et
je me rendais souvent dans un village voisin,
nommé Trilport, situé sur la Marne, où mon père
construisait un pont. Il y a quelques mois, je me
trouve en rêve transporté aux jours de mon enfance
et jouant dans ce village de Trilport ; j'aperçois un
homme vêtu d'une sorte d'uniforme, auquel j'a·
dresse la parole en lui demandant son nom. Il
m'apprend qu'il s'appelle C..., qu'il est garde du
port, puis disparaît pour laisser la place à d'autres
personnages. Je me réveille en sursaut avec le
nom de C..., dans la tête. Était-ce là une pure
imagination, ou y avait-il eu à Trilport un garde
du port du nom de C...? Je l'ignorais, n'ayant aucun
souvenir d'un pareil nom. J'interroge quelque
temps après une vieille domestique, jadis au service
de mon père et qui me conduisait souvent à Trilport. Je lui demande si elle se rappelle un individu
du nom de C..., et elle me répond aussitôt que

c'était un garde du port de la Marne quand mon père construisait son pont. Très-certainement, je l'avais su comme elle, mais le souvenir s'en était effacé. Le rêve, en l'évoquant, m'avait comme révélé ce que j'ignorais. »

Le développement de la mémoire peut aller, ce semble, encore plus loin : il peut réveiller des souvenirs des rêves antérieurs dont nous avions perdu l'idée au réveil. Plusieurs personnes confirmeront ici ce que M. Maury rapporte, et ont eu de ces rêves qui se reliaient entre eux.

Lorsque les facultés intellectuelles qui semblent moins mécaniques que la mémoire restent éveillées, elles peuvent fonctionner comme à l'ordinaire. M. Maury témoigne avoir, en songe, poursuivi des idées et des projets avec une intelligence peu inférieure à l'intelligence éveillée ; nous l'avons tous plus ou moins éprouvé comme lui. Si l'excitation nerveuse produite par le sommeil se porte sur ces facultés, elle peut leur donner une vivacité singulière. On connaît l'histoire de Voltaire composant ainsi une partie d'un chant de la *Henriade*, Tartini sa sonate du *Diable* et Burdach faisant une découverte scientifique.

De même que l'intelligence, la sensibilité, dans le sommeil, a son allure particulière. Un aliéniste, M. Fodéré, l'a remarqué avec raison, les sensations que les sens mal endormis nous transmettent encore s'exagèrent énormément : une épingle qui vous pique devient un coup d'épée, une couverture qui vous presse, un poids de cinq cents livres, l'engourdissement d'un membre, la perte de ce membre ou sa complète paralysie, etc., etc. M. Maury a vérifié ce fait par des observations personnelles nombreuses et curieuses, qui le mettent hors de contestation. Quelquefois même le sommeil s'accompagne d'une excitation nerveuse qui donne un degré inconnu de violence aux passions que nous avons, ou va jusqu'à changer complétement ces passions et notre caractère. Voici une personne fort sobre qui rêve souvent de bons dîners, une autre très-douce qui a commis en rêve plusieurs meurtres, et M. Maury qui est tourmenté pendant son sommeil par des craintes superstitieuses.

Terminons par un fait trop peu remarqué. Il y a des personnes qui, pendant leur sommeil, si une voix connue et amie leur parle, répondent aux questions ; ou bien, si la voix ne les interroge pas, elle leur suggère des rêves et promène leur esprit dans les visions qu'il lui plaît. Dans mon enfance, en m'interrogeant, on me faisait parler pendant mon sommeil, et je racontais toute ma journée d'écolier.

Prenez maintenant ensemble tous ces effets

du sommeil que nous avons parcourus, il ne
vous paraîtra plus ce qu'il vous paraissait auparavant : ni une image de la mort, il ne l'est
que par l'immobilité physique, ni un simple affaiblissement, un ralentissement de la vie éveillée,
mais une autre vie, où des puissances que la discipline du jour avait amorties, livrées maintenant
à elles-mêmes, éclatent avec une énergie prodigieuse. Je le répète, le sommeil, image imparfaite
de la mort, est l'image bien plus vraie de l'existence
troublée par les caprices de cette force nerveuse
qui, abandonnant une partie et se jetant tout entière sur une autre, produit les plus étranges
accidents, soit qu'elle déprime, soit qu'elle exalte
les facultés, toujours pareillement étonnante, et
ouvrière incomparable de prestiges.

VIII

Explication générale des faits merveilleux.

Nous espérons avoir marqué nettement le plan de ce livre. Nous avions en vue le merveilleux contemporain, qui nous intéresse et intéresse particulièrement le public. Il ne pouvait être ni connu ni expliqué tout seul et nous en avons rapproché les récits semblables de divers temps, pour expliquer le tout ensemble. Dans cette tentative d'explication, une règle s'imposait à nous : avant d'admettre qu'il y a une chose que la nature est incapable de faire, il faut s'informer de ce qu'elle est capable de faire, et nous avons essayé cette information, étudiant aussi exactement que possible les forces naturelles, les suivant depuis le degré

ordinaire, qui, en général, est seul considéré et
sert d'unique mesure, jusqu'aux degrés les plus
élevés où on les connaisse, sans exclure le *par
delà*, qu'il ne faut jamais exclure. On a deviné à
chaque pas de cette enquête, le résultat auquel
nous devions arriver, et il nous suffira de l'exposer
brièvement.

Dans le magnétisme animal, ce qui paraît incontestable, c'est le sommeil, l'insensibilité et l'obéissance au magnétiseur. Ne parlons pas de l'insensibilité, qui est un fait commun. Le sommeil est
artificiel, il n'en est pas moins réel ; il n'y a à discuter que l'artifice. Or, pour peu qu'on ait étudié
l'hypnotisme, il est manifeste que ces deux som-
meils sont de même ordre. Dans un cas, c'est le
patient qui fixe le regard sur un objet, dans l'autre,
c'est l'opérateur qui fixe le regard sur le patient
et exécute des gestes solennels ; dans les deux,
c'est un sommeil nerveux qui est provoqué, directement chez l'hypnotisé, chez le magnétisé
par l'intermédiaire de l'imagination frappée. Le
Dr Broca dit avec une spirituelle justesse : On ne
« magnétise pas des sujets ; ils se magnétisent. »
La communication du magnétisé avec l'opérateur
pendant le sommeil n'a rien qui étonne, quand on
se rappelle de semblables communications dans le
sommeil ordinaire ; l'obéissance du sujet à l'opé-

rateur, une fois la communication admise, est des plus faciles à admettre.

Mais cela paraît trop peu à de certaines personnes : de même qu'il leur fallait un fluide, il leur faut aussi la vertu, chez le magnétisé, de voir l'intérieur des corps et même l'intérieur de l'esprit du magnétiseur.

Pour croire à la vue au travers des corps, ou dans l'intérieur des corps, il faudrait un peu plus que les expériences proposées par Mlle Pigeaire ou que les assertions des somnambules magnétiques, qui décrivent *de visu* les désordres de vos viscères. Sur le chapitre de la suggestion des pensées ou de la faculté qu'aurait le magnétisé de lire directement dans la pensée du magnétiseur, j'avoue ma résistance. Je pense être très-spiritualiste : je crois, avec l'ancien philosophe, que ce n'est pas l'œil qui voit ni l'oreille qui entend, mais l'esprit qui voit par l'œil et qui entend par l'oreille ; la communication directe d'esprit à esprit, prise en elle-même, n'a rien qui me choque ; cependant je crois aussi que, dans notre situation présente, sur terre, où nous sommes, la communication a lieu à de certaines conditions physiques, non arbitraires, qu'on ne rejette pas à volonté. Nous connaissons la pensée des autres par des signes extérieurs, par leur attitude, leur physiono-

mie, leurs gestes, leurs cris, leurs paroles, et quand
nous refusons de croire à ces signes, quand nous
soupçonnons que les hommes simulent ou dissi-
mulent, nous employons, pour deviner leur vraie
pensée, des inductions, des raisonnements vulgaires qui, sans rien de merveilleux, ne laissent
pas de toucher assez juste. Même entre personnes
qui s'aiment, il s'établit parfois de l'une à l'autre
une pénétration qui tient du prodige. Y a-t-il plus
que cela dans le cas de la suggestion magnétique ?
On voudra bien d'abord distinguer les expériences
sérieuses des *tours* qui s'exécutent dans les foires
et chez Robert Houdin. Un sujet que l'on croit endormi, parce qu'il ferme les yeux, devine toutes
les pensées du magnétiseur, grâce à un langage
de convention, où la demande renferme la réponse;
il accomplit les mouvements que le magnétiseur
lui ordonne intérieurement, guidé par un programme convenu à l'avance, ou par le bruit de la
respiration, ou par des craquements impercepti-
bles, dans le genre de ceux qui guidaient le fameux
chien Munito, aujourd'hui trop oublié, un brave
animal sans prétention, qui ne s'en faisait point
accroire, qui visait seulement à paraître aussi in-
telligent que tel ou tel homme capable de faire
l'exercice, et ne tranchait pas du pur esprit. Combien il faut se défier du compérage, c'est ce qu'at-

teste l'histoire de la somnambule Prudence, si connue pour sa divination des pensées. Après avoir étonné Paris et problablement converti au magnétisme bon nombre de gens réfractaires, elle a avoué la fraude au directeur de l'*Union magnétique*, qui en a fait part à ses lecteurs. Laissant ces jeux et acceptant comme sérieuses des expériences où le sujet répète les gestes qu'exécute le magnétiseur, est-il certain que les sens, dans cet état extraordinaire, ne sont pas assez excités pour percevoir ce qui autrement leur serait insensible, que l'ouïe ne saisit pas le mouvement indiqué et sa direction, que le tact ne juge pas par l'impression de la chaleur émanant d'un corps qui s'approche ou s'éloigne ? En expliquant les choses ainsi, on se passerait, il est vrai, de mystère; mais je suis, je le confesse, un de ceux qui se contentent des mystères qui sont déjà dans le monde et qui n'y en mettent pas d'autres à plaisir.

Il nous en coûte beaucoup de refuser, pour le moment, aux somnambules magnétiques, la divination du passé et de l'avenir, surtout de l'avenir, qu'il serait si intéressant de connaitre. Espérons qu'elles feront leurs preuves et que c'est un simple ajournement.

Arrivons aux tables tournantes : elles ont assez occupé le monde pour qu'on en dise un mot. On se

rappelle le petit pendule de M. Chevreul, qui était
si différent de lui-même selon que l'opérateur avait
le bras en l'air et les yeux ouverts ou le bras
appuyé et les yeux bandés ; il révèle un fait très-
curieux : la complicité de la pensée. Cette complicité de la pensée explique aussi le mouvement
des tables : il est causé simplement par ces im-
pulsions involontaires dont nous n'avons pas
conscience, et dont il est bien facile de n'avoir
pas conscience, car les doigts, fatigués par la con-
tinuité d'une même position, deviennent insensibles. Il n'y a que le premier mouvement qui coûte :
dès qu'il est donné, il s'accélère sous la main de
chaque opérateur et se multiplie par le concours
de tous les autres. Ce qui m'étonne, avec l'appareil qu'on y met, ce n'est pas que les tables tournent quelquefois, c'est qu'elles ne tournent pas
toujours. Quoi ! cette immobilité violente, cet
écart violent aussi des doigts et cette fixité obsti-
née des yeux n'agiraient pas sur vos nerfs ! Quoi !
l'imagination montée par cette attente inquiète de
l'extraordinaire laisserait vos sens parfaitement
calmes, et l'émotion des autres n'ajouterait rien à
votre émotion, et si le moindre mouvement se déclarait, vous ne vous jetteriez pas de toute votre
personne dans le même sens, afin d'achever le
prodige !

Ce que je vais ajouter semble ridicule et n'est pourtant que vrai ; il n'y a pas jusqu'à la vanité qui ne se loge ici. On est flatté de réussir dans ces expériences délicates, ce qui semble marquer une nature d'exception ; surtout on est flatté de réussir mieux que tel ou tel autre, organisation évidemment moins fine, et quand on a réussi une fois, on ne peut se résoudre à ne pas réussir encore, comme si on n'avait qu'une vertu d'emprunt. J'ai vu dans un temps des personnes fières de la puissance qu'elles possédaient de faire tourner des tables ; leur supériorité reconnue leur donnait une grande considération dans les salons d'alors ; je les ai même vues modestes, avouer qu'elles étaient imparfaites, comme tout ce qui est humain, qu'elles avaient de mauvaises heures, de mauvais jours, de véritables défaillances ; j'ai vu aussi, hélas ! ces gloires pâlir et s'évanouir, car rien ne dure sous le soleil, surtout sous le nôtre ; elles sont maintenant rentrées dans la foule ; nul ne se souvient de ce qu'elles ont été, et elles s'assoient, comme le premier venu de nous, autour de la table, qui ne les connaît plus.

Si maintenant on me demande comment les tables parlent, je répondrai qu'elles parlent comme elles tournent, sous la main de l'opérateur, complice sans le savoir, et qui fait naïvement les demandes et les réponses.

Par là s'explique encore, d'une façon toute naturelle, le mouvement de la baguette divinatoire. Celui qui la tient et qui marche avec précaution, en observant la nature du terrain sur lequel il passe, lorsqu'il reconnaît une source cachée à certains signes, comme de l'herbe plus fraîche, un son plus creux rendu par le sol, et autres indices dont il a la perception délicate, celui-là, dis-je, convaincu que la baguette va s'agiter, l'agite, à son insu; le mouvement une fois commencé s'accroît avec le trouble croissant. Pour se rendre compte de cet effet, il suffirait de considérer toutes les vertus dont on a gratifié la baguette divinatoire, dès qu'elle a paru avoir celle d'indiquer les sources : on lui a demandé d'indiquer aussi les vols cachés et tous les endroits par lesquels ont passé des assassins. Ceux qui expliquaient son mouvement au-dessus des sources par quelque affinité avec l'eau, auraient dû réfléchir qu'au point de vue de la physique et de la chimie, il n'y a aucune différence entre l'argent gagné et l'argent volé, entre les empreintes que laissent le pied d'un assassin et le pied d'un honnête homme. Ce flair du crime accordé à un morceau de coudrier leur aurait rendu les autres attributions suspectes; ils auraient tout expliqué en donnant un peu moins de subtilité à la baguette et un plus d'imagination à l'homme qui la tient.

En exposant la tradition du merveilleux, nous avons donné une assez grande place aux possédées de Loudun, aux convulsionnaires de Saint-Médard et aux trembleurs des Cévennes, à qui s'ajoutent maintenant les spirites, trois possessions par trois différentes puissances : Dieu, le démon et les esprits neutres entre les deux, celle-ci possession convenable à un siècle positif comme le nôtre, qui est débarrassé des antiques superstitions. Nous avons produit des faits très-curieux, mais rares aussi, de dédoublement de la personnalité, de malades chez qui deux existences alternent en s'ignorant réciproquement, en sorte qu'il semble qu'il y a dans une personne deux personnes qui se succèdent. Après de tels faits, ceux dont nous nous occupons sont peu de chose et s'expliquent sans effort. Nous en trouvons une première esquisse dans l'inspiration poëtique. Les poëtes, comme on sait, attribuent, dans leurs vers, aux Muses ou à une Divinité des pensées si belles, si fortement exprimées, qu'ils n'osent pas se les attribuer à eux-mêmes ; au fond, Muses et Divinité sont des métaphores et le Dieu qu'ils invoquent est leur génie. Toujours est-il vrai que dans ces sortes d'ouvrages

et même dans la vie commune il nous vient tout
à coup des pensées sans que nous comprenions
d'où elles viennent, quelques-unes d'une telle force
qu'elles nous métamorphosent entièrement ; souvent aussi il nous arrive de sentir en nous une
lutte, deux forces qui se disputent le terrain ? Presque tous nous comprenons ce combat et n'y voyons
que la délibération et la liberté, mais quelques-
uns, d'imagination ardente, personnifient les forces
contraires, aliènent une partie d'eux-mêmes et en
font une puissance étrangère, qu'ils se représentent
et qu'ils nomment suivant leur instinct ou les idées
du temps ; ce qui se passe dans les rêves, ils le répètent en pleine lumière et en plein éveil.

Le don de parler des langues inconnues, qui se
rencontre si fréquemment chez les trembleurs des
Cévennes, et que nous avons retrouvé dans de certaines maladies convulsives, suggère une réflexion.
Si ce sont des langues qui existent quelque part,
mais que le malade n'avait auparavant jamais lues
ni entendu prononcer, on nous permettra de nier
tout simplement le fait et même de ne pas donner
de raisons. Si ce sont des langues qui n'existent
pas, c'est différent : le premier venu peut les parler ; il n'a à se gêner ni avec le dictionnaire ni
avec la grammaire ; seulement il sait ce qu'il fait,
tandis que nos malades n'en savent rien. Quoi

19

qu'il en soit, c'est toujours une curieuse opération
de l'esprit que d'inventer des mots qui n'ont pas
de sens, et de composer avec ces mots des phrases
et des discours; le cours d'eau a tari et la roue
tourne, battant l'air. Souvent le don des langues
se réduit à parler couramment une langue qu'on
n'a jamais connue que médiocrement, comme le
latin, qui a passé plus ou moins sous les yeux de
tout le monde ; une excitation de la mémoire et de
l'intelligence y suffit. On se trompe en général sur
la mémoire : on se l'imagine trop comme une bibliothèque dont on peut, à une heure donnée, faire
le catalogue, et qui ne contient que cela. Elle contient bien davantage. Pour quelques impressions
toujours présentes, il y en a une multitude qui ont
passé sans laisser apparemment de traces et qui
subsistent pourtant. Le souvenir qui semblait
perdu reparaît tout à coup dans la veille, dans une
rêverie, dans un rêve ; dans la vieillesse, mille impressions perdues de l'enfance reviennent et parfois envahissent tout l'esprit. Qu'y a-t-il donc
d'étonnant à ce que, sous l'empire d'une exaltation
nerveuse, les termes d'un idiome et leurs rapports,
qui ont autrefois effleuré notre mémoire, se reproduisent vivement, et qu'on se trouve parler une
langue que l'on croyait ne pas savoir ? Quoi qu'il
en soit, il serait nécessaire de connaître si nos

inspirés, en enfilant ces mots, n'ont aucune idée, ou s'ils en ont et les rendent par ces combinaisons fantasques de sons. Je me suis posé quelquefois cette question à propos de quelques philosophes très-profonds et de quelques littérateurs artistes en style, et n'ai pas encore pu la résoudre.

Enfin, le spiritisme, il faut bien le dire nettement, s'explique par des causes très-naturelles : illusion, supercherie, crédulité. Comme si ce n'était pas assez de la faiblesse de la raison, on a mis contre elle le cœur humain, et ici nous sommes partagé entre l'indignation contre ceux qui se jouent de ces sentiments sacrés et la sympathie pour ceux qui se laissent tromper ainsi. Une des merveilles ordinaires des séances d'apparitions est de faire sentir à une femme la pression de la main d'un mari qu'elle a aimé ou de lui faire apparaître un enfant qu'elle a perdu. Je ne demande pas comment on réussit, je demande comment on ne réussirait pas : comment une pauvre femme, tout émue de l'idée de retrouver un instant ce qu'elle a perdu pour toujours, ne reconnaîtrait pas la main de son mari dans cette main qui serre tendrement la sienne ; comment cette mère qui est possédée par le souvenir de son enfant, qui travaille à se le représenter, qui l'a vu dans ses rêves, qui peut-être l'a vu dans sa veille, qui

peut-être a demandé à Dieu de lui ôter un moment la raison pour lui donner une vision, comment, dis-je, cette mère, quand elle entre seule
dans une chambre obscure et aperçoit dans un
cercle lumineux une vague figure d'enfant, ne
reconnaîtrait pas le sien? C'est un horrible jeu.

En résumé, cette longue légende merveilleuse
se compose de faits réels, qu'on a eu tort de ne
pas prendre pour réels, et d'illusions qu'on a eu
tort de ne pas prendre pour des illusions, en ajoutant que les uns et les autres sont le produit des
nerfs et de l'imagination et de leur action réci-
proque. C'est une science malade. Quand on
pousse jusqu'à la dernière racine, on trouve le
fond de l'âme humaine, l'amour de l'inconnu, qui
est notre grandeur et notre misère. Il se précipite
en tous sens, cherchant son aliment; s'il ne donne
pas dans le solide, capable de se repaître de chi-
mères, sauf à s'apercevoir plus tard qu'il n'a réussi
qu'à tromper sa faim.

CONCLUSION

Quelque intérêt que m'inspirent les recherches
sur le merveilleux, les livres de M. Maury, sur *le .
Sommeil et les rêves*, sur *la Magie et l'Astrologie
dans l'antiquité et au moyen âge* ont pour moi
un autre intérêt, plus fort peut-être que le premier : ils montrent à l'œuvre l'esprit nouveau, qui
sera décidément l'esprit du dix-neuvième siècle,
et qui est destiné à renouveler toute la science.

Le dix-huitième siècle a connu l'homme, l'homme
abstrait, l'homme universel, celui de la philosophie ; quant à l'être varié, qui est façonné sous
une multitude de formes par la race, le climat, les
accidents de la vie, quant à l'homme de l'histoire,
il ne l'a pas connu. Dans l'homme abstrait, il n'a

pas saisi tout également; ce qu'il a le mieux vu
c'est la raison, dont l'allure est plus uniforme que
celle des autres facultés, et encore, dans la raison,
ce qu'il a aperçu presque uniquement, c'est la raison réfléchie, guidée par la méthode, menée par
la volonté. Il y a en nous un fond inconnu de nous-
mêmes, quelque chose de naïf, de spontané, qui a
créé des merveilles aux premiers âges et en crée
encore, quoique avec moins de force; il y a dans
l'homme deux hommes : l'un, réfléchi et libre, qui
se sait et se gouverne; l'autre, qui s'ignore et va
d'instinct, et il arrive d'ordinaire que le premier,
en considérant les opérations du second, les regarde comme étrangères, et les attribue à toutes
les puissances de l'univers, plutôt que de s'y reconnaître. C'est le mérite de notre siècle, d'avoir
étudié ce sous-sol où courent les sources qui de
temps en temps jaillissent à la surface, de nous
avoir révélé cet inconnu que nous portons en
nous, d'avoir restitué à son action mystérieuse
cette multitude d'effets dans lesquels on voyait auparavant des prodiges ou des supercheries; de
nous avoir découvert que nous agissons souvent
sans vouloir, que nous pouvons plus que nous ne
croyons, et que personne ne nous trompe autant
que nous nous trompons nous-mêmes. Non, le
merveilleux n'est pas au-dessus de nos têtes; il

est dans les profondeurs de la nature humaine, qui recèle, comme les profondeurs de l'océan, les trésors et les monstres. C'est de là que sortent les fantômes qui égarent l'esprit des malheureux abandonnés à leurs vaines pensées ; c'est de là aussi que sortent les sublimes visions. Lorsqu'une grande idée, lorsqu'un grand sentiment s'empare d'une créature, lorsque, possédant tout l'intérieur, cette idée se projette au dehors et éclate à ses yeux, elle en fait une Jeanne d'Arc, un Pascal, ces admirables visionnaires, ces âmes de feu. C'est de là enfin que sortent les légendes et les mythologies, la poésie dont l'humanité s'enchante.

Je ne dispute pas contre la poésie ; je ne dispute pas non plus contre cet autre merveilleux, flottant, indéfini, qui consiste dans les pressentiments, les talismans, les rêves, etc., même il me plaît, comme la passion qui l'inspire. Toutes les grandes passions sont superstitieuses ; comment ne le seraient-elles pas ? Qui donc, lorsque son cœur est plein d'un sentiment et du bonheur que ce sentiment lui donne, n'a pas en ce moment même l'idée que ce bonheur est instable, qu'il tient à peu de chose, à un rien ? et ce rien que vous ignorez, pourquoi ne serait-il pas cet objet qui est devant vous ou que vous portez sur vous, un anneau, une boucle de cheveux, le mouvement de ce balancier ou de cette aiguille, le retour d'une hirondelle, la floraison d'une plante? Et qui n'est troublé si la plante meurt, si l'hirondelle ne revient pas, si le balancier et l'aiguille s'arrêtent, si la boucle de cheveux se perd, si le vase ou l'anneau se brisent? La passion a d'incroyables timidités. Auparavant on allait courageusement à travers la vie, maintenant on craint tout et on avance en retenant ses pas, comme on marche sur un lac glacé, quand on ignore si une couche mince ou profonde vous sépare de l'abîme, et comme on marche dans les sables mouvants. Philosophes, faisons bien les fiers, tant que nous sommes à philosopher; mais si nous aimons, nous craindrons; il ne nous servira de rien de nous raisonner, et les femmes diront : « Vous voyez ce philosophe, qui bravait les superstitions, le voilà devenu semblable à nous. »

Eh bien ! oui, je l'avoue, je suis tendre pour ces faiblesses, je n'ai point d'humeur contre les songes et n'en veux point aux fées. Sans doute, si on était parfaitement raisonnable, on serait plus correct : l'avidité de l'imagination, les caprices du sentiment risquent de compromettre un peu notre tenue irréprochable; mais la vie ne perdrait-elle pas aussi un peu si on allait réduire le sentiment à la méthode et affamer l'imagination ? Il y a en nous un

monde léger, insaisissable, où la raison n'a pas de
prise ; si on veut le voir, il faut fermer les yeux,
comme on les ferme pour voir ces brillantes couleurs que l'on sait et leurs métamorphoses.
Soyons doux à ces aimables génies ; laissons-les se
jouer dans le demi-jour et le demi-sommeil de
l'âme, et gardons-nous de les tirer violemment à
la lumière, où ils s'évanouiraient.

Mais la poésie n'a rien à voir avec les merveilles qu'on nous donne ici. Parlez-nous des
devins, des oracles, des sorcières, des sybilles,
de ces créatures d'exception, qui possèdent une
vertu refusée aux autres, sont ravies par un
esprit supérieur, et pour qui ni le temps, ni
l'espace, ni les ténèbres, ni la mort n'ont de secrets ; mais si cette puissance est à la portée de
tout le monde et s'acquiert par un procédé mécanique, que reste-t-il de son prestige? A vertu égale,
il y a, quoi qu'on fasse, de la différence entre Ti-
résias révélant à Œdipe qu'il a tué son père et
épousé sa mère, et la somnambule du quartier, qui
révèle un voleur d'argenterie; entre l'oracle d'Apol-
lon déclarant à un mortel ce qu'il cache dans sa
main et M. Alexis lisant un papier dans une boîte,
entre la pythonisse d'Endor évoquant l'ombre de
Samuel et un honnête spirite. Le procédé tue le
mystère. Il y avait quelque mérite à être ce devin

de l'antiquité qui comprenait la langue des oiseaux, mais quel mérite y aurait-il si le P. Bougeant en avait fait une fois le dictionnaire et que l'on pût le consulter, comme les Anglais qui viennent en France consultent leur dictionnaire français ? Le magnétisme et le spiritisme, avec leurs méthodes commodes et régulières, accomplissent des miracles, juste comme la vapeur et le télégraphe électrique ; et on dit : « Il est merveilleux que notre esprit voyage dans ce monde, ou que les esprits viennent de l'autre, » comme on dit : « Il est merveilleux d'aller de Paris à Marseille en dix-sept heures ou d'avoir en une seconde des nouvelles de cinq cents lieues. » Les magnétiseurs l'ont si bien senti, qu'ils ont soin de ne pas deviner toujours et de se tromper quelquefois, afin de conserver leur crédit. On avertit les spirites qu'ils réussissent trop, et en définitive, ce que je reproche à tout ce merveilleux, c'est qu'il n'est pas merveilleux.

En dépit des apparences, ce temps-ci est dur au merveilleux. Comme il est curieux d'émotions, il en cherche partout, jusque dans le surnaturel ; mis il a beau se travailler pour se monter à ce ton, il retombe vite : son esprit n'y est plus. Par l'entraînement qu'il a laissé paraître, il a fait illusion à plusieurs personnes, dont les unes ont vu avec

joie, les autres avec terreur ce retour à la crédulité primitive; mais il ne trompera pas ceux qui
regardent de près. Voulez-vous que je vous dise ?
c'est un vieux siècle qui fait l'enfant.

Il a du moins le bon sens de ne pas transporter
ces enfantillages dans la vie positive. On ne peut
que s'étonner de cette curieuse contradiction d'une
société qui découvre qu'elle a des puissances merveilleuses, et qui agit comme si elle ne les avait
pas. Évidemment, nos pères étaient très-arriérés
et depuis eux toute une science est née qui a
fait un beau chemin. Au moment où je parle,
il est naturel de voir à travers les corps et
à travers l'espace, de voir par la nuque ou par
le creux de l'estomac ; il est naturel de lire dans
le passé, de lire dans l'avenir; il est naturel de
communiquer directement d'esprit à esprit, de
transmettre et de recevoir ainsi les idées et les volontés ; il est naturel que l'apposition de mains
immobiles fasse tourner une table ou l'élève en
l'air ; il est naturel que les esprits viennent en
permission sur la terre, esprits des morts, esprits
des anges ou des démons, qu'ils soient à nos ordres, qu'ils répondent à toutes les questions qu'il
nous prend fantaisie de leur poser, qu'ils parlent
par des coups dans les cloisons on par les chocs
d'un pied de table, qu'ils parlent par nos mains ou

sans nos mains, tout seuls. Enfin, qu'est-ce qui n'est
pas naturel? Eh bien! par une inconséquence singulière, on ne fait nul usage de tant de science.
Les hommes de cet âge ont été pourvus d'un sens
extraordinaire, par lequel ils connaissent le visible et l'invisible, le passé, le présent et l'avenir, ce
monde-ci et l'autre monde ; ils agissent comme s'ils
n'avaient pas reçu ce présent. Grâce aux procédés
puissants du spiritisme, le monde des esprits est
ouvert, tous les morts de quelque valeur nous ont
donné un supplément à leurs œuvres complètes :
bonne fortune pour une génération qui a un si
grand amour de l'inédit ! Le croirait-on? Elle laisse
passer sans les regarder une sonate de Mozart, des
vers de la Fontaine, et, quand elle les regarde, elle
bâille ou elle rit. Il faut bien aussi avouer, entre
nous, sauf le respect qui est dû à ces grands hommes, que ce qu'ils nous donnent là est un peu faible, et que Voltaire avait raison, lorsqu'il disait que
rien ne change le style d'un homme comme d'être
mort. Quant aux révélations de la vérité, on devait
mieux attendre de personnes qui sont sur les lieux,
d'un Leibniz, d'un Descartes, d'un saint Louis,
car il a la vogue ; ce n'était vraiment pas la peine
de se déranger et de venir de si loin pour nous ré-
citer le Manuel du baccalauréat. Le reste du merveilleux ne sert pas plus que le spiritisme. On

construit des télégraphes, on accélère les postes, les armées envoient devant elles des éclaireurs et emmènent des aéronautes, pour savoir les mouvements de l'ennemi, les généraux présument les plans de campagne des généraux opposés, les gouvernements exigent des rapports officiels sur le dedans et sur le dehors et entretiennent une police secrète, les partis se fatiguent dans leurs combinaisons, la justice procède par des enquêtes contradictoires, l'histoire par investigations, l'érudition prend la peine de fouiller le sol pour voir les monuments qu'il couvre et lire les inscriptions qu'il contient, la médecine étudie les symptômes, la philosophie raisonne, les financiers spéculent ; nous tous enfin, dans notre vie, nous nous conduisons sur des conjectures, réservant la part de l'erreur et du sort. Aussi tout va Dieu sait comment : on ne voit que des philosophes qui guerroient, des politiques qui se fourvoient et des spéculateurs qui se noient.

Cette contradiction, je le répète, n'est-elle pas singulière ? Conçoit-on que des hommes vivant en plein magnétisme et spiritisme ne s'en servent pas, demeurent attachés à la routine, se donnent de la peine à plaisir, se trompent de gaieté de cœur ? et ne ressemblent-ils pas à des gens qui, munis de deux excellents yeux, les fermeraient pour mar-

cher à tâtons? Je livre ce problème aux esprits sérieux, car il mérite certainement leur attention.
Je m'imagine quelquefois qu'il en est ici comme
dans les contes, où les fées, invitées au baptême
d'un enfant, l'ont doué chacune de quelque qualité
admirable; rien ne lui manque; par malheur, une
fée a été oubliée; elle arrive après les autres et
trouble la joie : « Puisque cet enfant, dit-elle, a
tous les dons, il les gardera, mais ils ne lui servi-
ront point. » Ne s'est-il pas passé quelque chose de
pareil à la naissance de l'enfant merveilleux qui
nous occupe? Il a été doué par les fées, mais il y
aura eu une fée qu'on aura oublié d'inviter, la
Raison peut-être, et elle se sera vengée mécham-
ment.

Voilà ce que je pense et que je pensais il y a du
temps déjà. Je n'ignore pas qu'en parlant raison
aux imaginations, on est mal reçu; la Fontaine a
bien dit :

> L'homme est de glace aux vérités
> Il est de feu pour le mensonge.

A l'appui de la Fontaine, Arago[1] raconte, il le tenait de Lagrange, ce qui arriva autrefois à l'Académie de Berlin. Elle avait pour principal revenu
la vente de son almanach. Un jour, la honte la

---

[1] *Astronomie populaire*, tome IV, page 740.

prit de voir figurer dans ce livre toutes sortes de prédictions sur le beau et le mauvais temps et les événements de l'année. Elle supprima donc ses prédictions ; par malheur, l'almanach ne se vendit plus, et il fallut les rétablir l'année suivante. C'est aussi une jolie histoire, l'histoire de ce prédicateur qui parlait contre la loterie : « Parce qu'on aura rêvé, disait-il, trois numéros (et il les nommait), on prive sa famille du nécessaire et les pauvres de leur part pour mettre à la loterie. » Au sortir du sermon, une bonne femme s'approche de lui : « Mon père, dit-elle, j'ai entendu les deux premiers numéros ; quel est donc le troisième ? » Au surplus, c'est exactement ce qui arriva à Thiers, à propos de son *Traité des superstitions*. Dans la première édition, il avait souvent retranché des remèdes superstitieux qu'il combattait certaines désignations essentielles. Dans l'édition suivante, il disait : « Cette précaution n'a pas empêché que, la première fois que ce traité a vu le jour, on ne m'ait accusé d'avoir fait plus de superstitieux que je n'en ai converti et désabusé, et d'avoir appris à bien des gens beaucoup des superstitions qu'ils ne savoient pas, et qu'il ne tient maintenant qu'à eux de mettre en usage depuis les leçons que je leur ai données. »

L'esprit humain doit se défier de lui-même, de

ses ambitions et de ses impatiences. Il désire naturellement supprimer ce qui le gêne, l'espace, le
temps, les obstacles de toute espèce; connaître
ce qui s'est passé autrefois, ce qui se passera
dans l'avenir, connaître ce qui se passe, à un
moment, hors de la portée de sa vue, par tout
le globe, pénétrer les corps qui lui dérobent ce
qu'ils renferment, ces chairs qui couvrent les
organes, cette terre qui cache les sources et les
métaux, supprimer, dans les maladies et les jugements, la longueur et l'incertitude des remèdes et
des informations. Ce désir est on ne peut plus légitime, car l'homme n'est pas fait pour de petites
choses. Chaque jour, la science et l'industrie accomplissent en quelque partie ces vœux : la vapeur, l'électricité, les machines, l'observation, suppriment tous les jours un peu plus du temps, de
l'espace, de la peine et du doute. La médecine
ausculte les malades et voit vraiment l'état intérieur de certains organes ; la physique analyse la
constitution du soleil ; la géologie reconstruit les
mondes disparus ; l'anthropologie retrouve comme
des couches différentes de l'humanité ; l'histoire
applique à la recherche d'un passé moins lointain
des procédés d'une rigueur et d'une pénétration
singulières ; la science contemporaine ne se contente pas de découvrir des faits nouveaux, elle se

fait des instruments de précision, qui lui donnent toute sa puissance ; si l'avenir lui-même reste et paraît devoir rester éternellement voilé, il ne se dérobe pas entièrement : forte d'observations plus longues et plus justes, on y jette de hardis coups de sonde.

Voilà ce que fait la science avouée : elle est modeste, même dans ses jours de grandes espérances, car elle sait d'où elle est partie, combien elle a travaillé pour faire le chemin qu'elle a fait, et combien il lui reste de chemin à faire encore ; elle sait même, elle sait très-bien qu'elle n'arrivera jamais à supprimer tous les obstacles : que, quoiqu'elle se vante de supprimer le temps et l'espace, il restera toujours un peu de temps et d'espace ; que, si elle épargne du travail, il restera toujours un peu de travail ; que, si dans les informations du passé, les observations du présent et les calculs de l'avenir, elle réduit les chances d'erreur, il restera toujours quelque chance d'erreur.

Pendant que la science des savants travaille ainsi, il y a, à toutes les époques, une science occulte qui la méprise et vise plus haut : elle prend en pitié la raison qui rampe ; elle, elle veut voler ; elle prétend que tous les obstacles tombent par enchantement ! elle embrasse d'un coup d'œil ce qui a été, ce qui est et ce qui sera, non pas par des lueurs, comme la plus claire science humaine, mais dans la pleine lumière, à la façon de Dieu. Est-elle ce qu'elle dit? Nous le désirons de tout notre cœur : nous tenons à savoir, à pouvoir, et nous né tenons pas le moins du monde à travailler; nous aimons mieux savoir infiniment et pouvoir infiniment avec infiniment peu de peine, que de prendre tant de peine pour savoir et pouvoir si peu. Mais si ce qu'on nous donne n'était qu'illusion; si tout ce bien ressemblait à ces belles pièces d'or, que, selon la légende du moyen âge, le diable donnait à ceux qui faisaient alliance avec lui et qui entre leurs mains se changeaient en feuilles sèches, comme il vaudrait mieux une obole de cuivre que cet or-là, il vaudrait mieux aussi pour l'esprit humain sa pauvre fortune au soleil que tous les trésors des rêves.

FIN.

TABLE DES MATIÈRES

PREMIÈRE PARTIE.

HISTOIRE DU MAGNÉTISME.

DEUXIÈME PARTIE.

TRADITION DU MERVEILLEUX.

TROISIÈME PARTIE.

CRITIQUE.

VERSAILLES, IMPRIMERIE CERF ET FILS, RUE DUPLESSIS, 59.

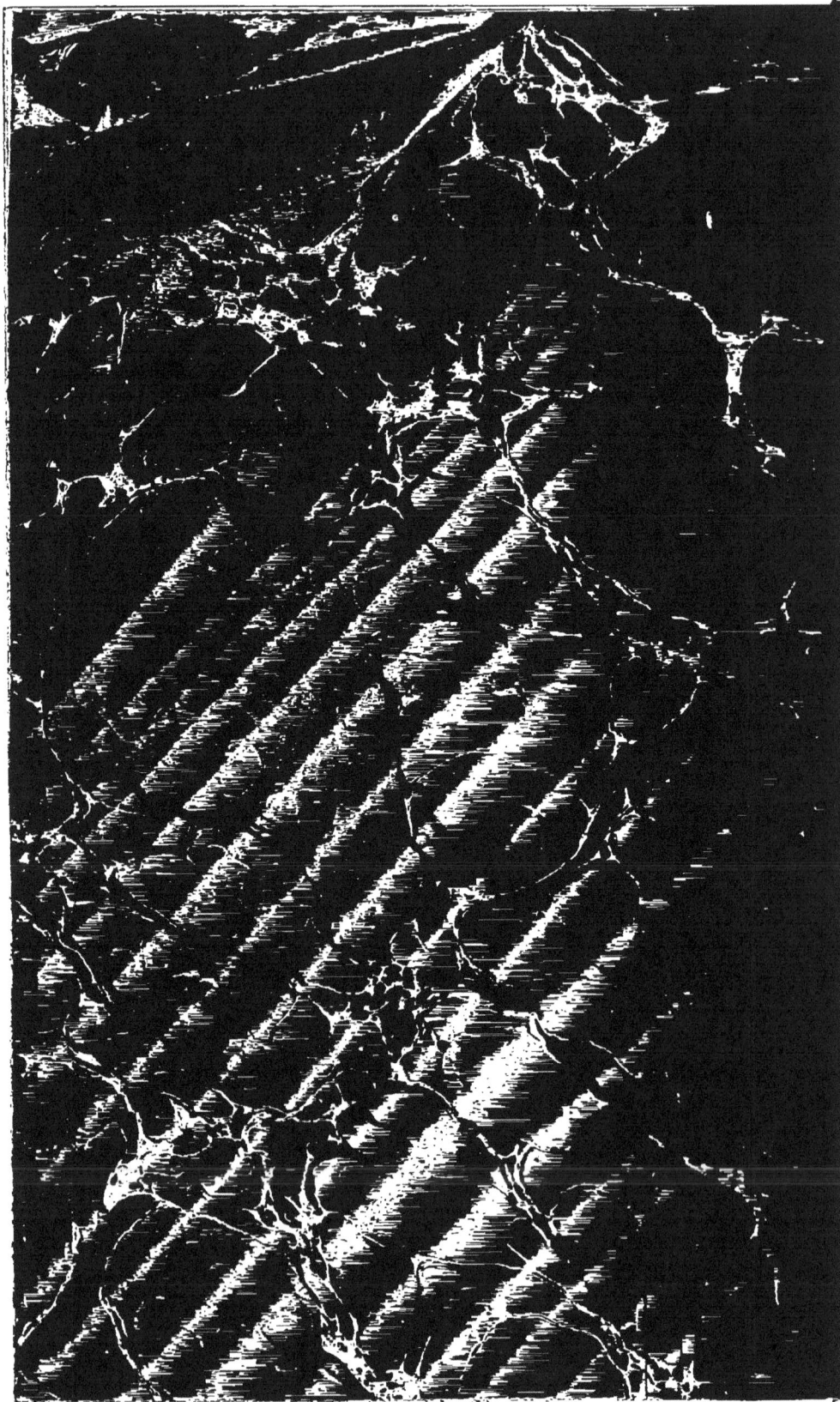

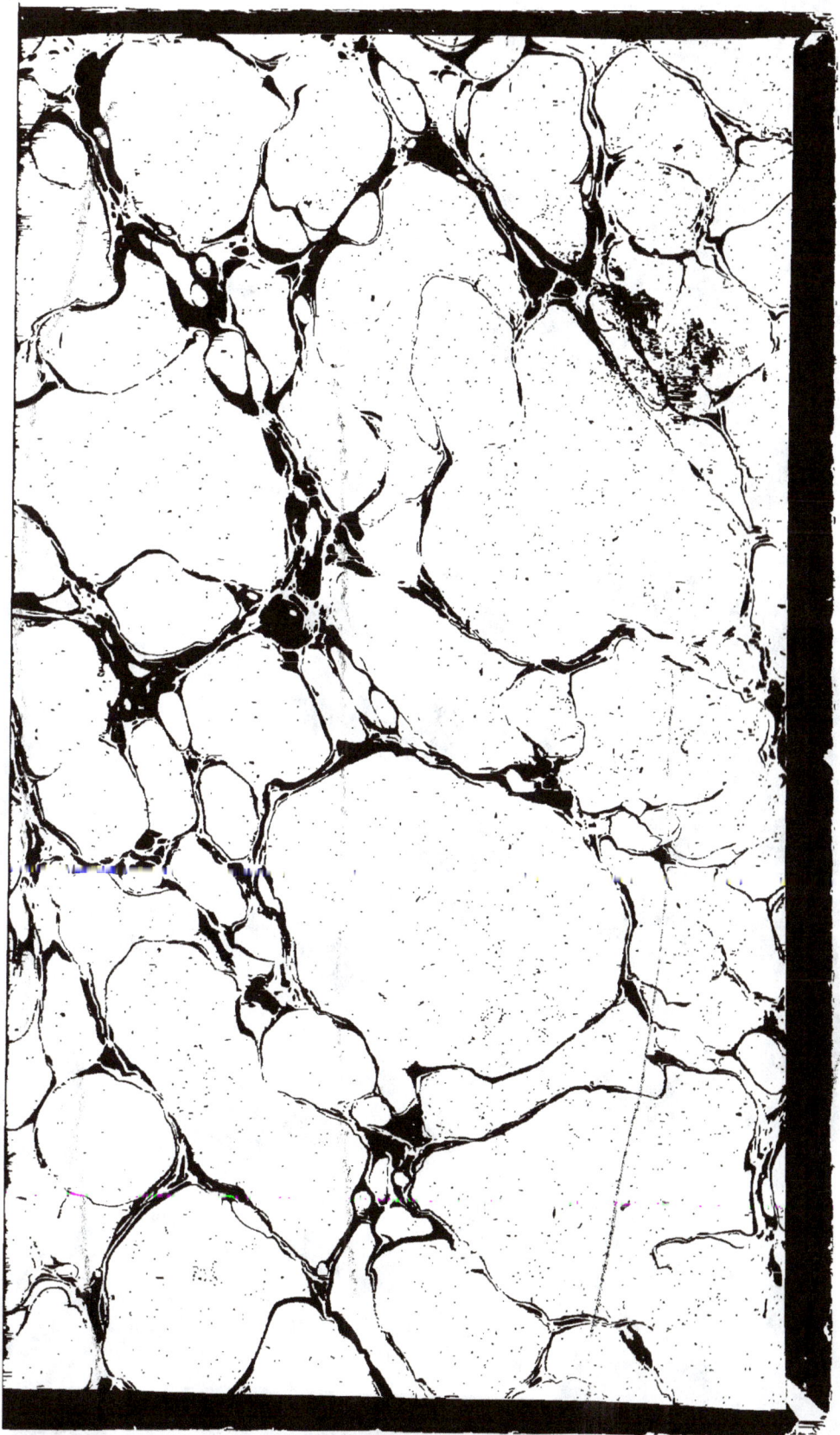

BIBLIOTHEQUE NATIONALE DE FRANCE

3 7531 03185733 8